essentials

Essentials liefern aktuelles Wissen in konzentrierter Form. Die Essenz dessen, worauf es als „State-of-the-Art" in der gegenwärtigen Fachdiskussion oder in der Praxis ankommt. Essentials informieren schnell, unkompliziert und verständlich

- als Einführung in ein aktuelles Thema aus Ihrem Fachgebiet
- als Einstieg in ein für Sie noch unbekanntes Themenfeld
- als Einblick, um zum Thema mitreden zu können.

Die Bücher in elektronischer und gedruckter Form bringen das Expertenwissen von Springer-Fachautoren kompakt zur Darstellung. Sie sind besonders für die Nutzung als eBook auf Tablet-PCs, eBook-Readern und Smartphones geeignet.

Essentials: Wissensbausteine aus Wirtschaft und Gesellschaft, Medizin, Psychologie und Gesundheitsberufen, Technik und Naturwissenschaften. Von renommierten Autoren der Verlagsmarken Springer Gabler, Springer VS, Springer Medizin, Springer Spektrum, Springer Vieweg und Springer Psychologie.

Martina Zemp · Guy Bodenmann

Partnerschaftsqualität und kindliche Entwicklung

Ein Überblick für Therapeuten, Pädagogen und Pädiater

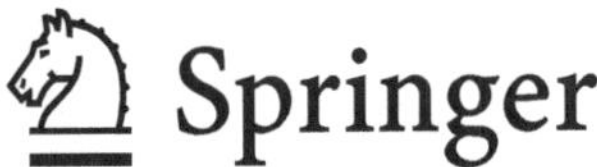 Springer

Martina Zemp
Guy Bodenmann

Zürich
Schweiz

ISSN 2197-6708   ISSN 2197-6716 (electronic)
essentials
ISBN 978-3-662-45185-4   ISBN 978-3-662-45186-1 (eBook)
DOI 10.1007/978-3-662-45186-1

Die Deutsche Nationalbibliothek verzeichnet diese Publikation in der Deutschen Nationalbibliografie; detaillierte bibliografische Daten sind im Internet über http://dnb.d-nb.de abrufbar.

Springer

Gedruckt auf säurefreiem und chlorfrei gebleichtem Papier

Springer-Verlag Berlin Heidelberg ist Teil der Fachverlagsgruppe Springer Science+Business Media (www.springer.com)

Was Sie in diesem Essential finden können

- Eine Zusammenfassung der wissenschaftlichen Erkenntnisse zur Bedeutung von Paarkonflikten und Scheidungen für die kindliche Entwicklung
- Eine Übersicht über die unterschiedlichen Auswirkungen von elterlichen Partnerschaftsstörungen auf Kinder in Abhängigkeit von Entwicklungsstufe und Geschlecht
- Eine Beschreibung, wie Paarkonflikte und Scheidungen möglichst zum Wohle der Kinder verlaufen
- Einen Überblick über professionelle Hilfsangebote für Paare und Familien

Inhaltsverzeichnis

1 Einleitung 1

2 Die Folgen von destruktiven Paarkonflikten für Kinder 3
  2.1 Die Tragweite von destruktiven Paarkonflikten für das
kindliche Befinden 4
  2.2 Kindliche Reaktionen auf Paarkonflikte in Abhängigkeit des
Geschlechts 6
  2.3 Die Bedeutung des Alters der Kinder 6
  2.4 Gründe für die negativen Auswirkungen von Paarkonflikten:
Die Rolle der emotionalen Sicherheit 8
  2.5 Wechselwirkung zwischen partnerschaftlichen und kindlichen
Problemen 10

**3 Scheidung der Eltern als Risikofaktor für di
kindliche Entwicklung** 11
  3.1 Die Auswirkungen der elterlichen Scheidung auf das Kind 12
  3.2 Scheidung: Kurzfristige Krise oder chronisches Leiden? 14
  3.3 Reagieren Jungen und Mädchen unterschiedlich? 15
  3.4 Scheidungsfolgen in Abhängigkeit des Alters der Kinder 16
  3.5 Mögliche Erklärungsmechanismen für die negativen Folgen 18
  3.6 Gibt es „positive" Scheidungen? 20
  3.7 Schutzfaktoren bei einer Scheidung: Was den Kindern hilft 22

**4 Zum Wohle des Kindes – Negative Folgen von
Partnerschaftsstörungen vorbeugen** 25
  4.1 Vor der Trennung: Prävention von Partnerschaftsstörungen 25
  4.2 Während der Trennung: Scheidungsmediation 31
  4.3 Nach der Trennung: Scheidungsverarbeitung 32

5 Zusammenfassung und Schlusswort 35

Was Sie aus diesem Essential mitnehmen können 39

Literatur 41

Einleitung 1

In der Literatur der Entwicklungs- und Klinischen Psychologie wird die Familie einerseits als primäre Quelle von Ressourcen, andererseits auch als wichtiger Ursprung von Risikofaktoren für die Kindesentwicklung diskutiert. Dabei bildet die Partnerschaft der Eltern den Dreh- und Angelpunkt des familiären Funktionierens. In den letzten Jahren hat sich eine eindrucksvolle Fülle empirischer Nachweise angesammelt, dass Partnerschaftsstörungen in Form von destruktiven Paarkonflikten und Scheidungen die emotionale Sicherheit der Kinder in der Familie bedrohen und infolge zu kindlichen Fehlanpassungen oder psychischen Problemen beitragen können. Zum einen kann diese wahrgenommene Bedrohung *direkt* mit der kindlichen Entwicklung negativ interferieren. Verunsicherung und Besorgnis um das Befinden der Eltern und um die familiäre Intaktheit können Kinder nachdrücklich belasten und möglicherweise auf Kosten der kindlichen Ressourcen für eine erfolgreiche Bewältigung von zentralen Entwicklungsaufgaben gehen. Zum anderen wirken sich konfliktreiche Partnerschaften und Scheidungen *indirekt* auf das kindliche Wohlbefinden aus, weil sie zu den wichtigsten Ursachen für Störungen in der Funktion der Elternschaft auf den Ebenen von Bindung und Beziehung zum Kind, Modellfunktion, Erziehung, Kommunikation oder Anregung und Förderung gehören. Ein auf diese Weise ungünstiges Familienklima bildet in Interaktion mit problematischen Kindsmerkmalen (z. B. leicht irritierbares Temperament) und bei Fehlen von Schutzfaktoren den Nährboden für psychische Auffälligkeiten der Kinder.

Demgegenüber ist ein harmonisches Familienklima nachweislich eine der bedeutungsvollsten Grundlagen für eine gesunde Entwicklung der Kinder. Harmonisch bedeutet jedoch nicht, dass es keine Spannungen geben darf. In jedem Familien- und Paaralltag kommen Konflikte vor. Dies ist natürlich, da unterschiedliche Bedürfnisse, Wünsche und Ziele aufeinandertreffen und täglich miteinander ausgehandelt werden müssen. Die empirische Befundlage weist konsistent darauf hin, dass es nicht entscheidend ist, ob oder wie oft die Eltern streiten. Wesentlich für Kinder sind primär die Art der Konfliktkommunikation und die Qualität der Problemlösung. Im konstruktiven Falle profitieren die Kinder sogar von einem positiven Elternmodell, weil sie die vorgelebten Kommunikations- und Problemlösefähigkeiten verinnerlichen und in ihren eigenen Beziehungen nutzen können.

Wenn das Familienleben jedoch durch eine beständige Negativität der Eltern und chronische ungelöste Paarkonflikte vergiftet wird, kann die Auflösung der Partnerschaft zum Wohle der Kinder sein. Allerdings ist dies gemäß mehrfachen Befunden nur dann der Fall, wenn den destruktiven Konflikten damit ein Ende gesetzt wird und sich die Eltern die Aufgabe der Kinderfürsorge nach der Trennung kooperativ und kompromissbereit teilen. Denn neuere Untersuchungen haben gezeigt, dass viele familiäre Probleme einer Scheidung vorausgehen und dass die Auswirkungen auf die Kinder stärker vom Konfliktniveau vor, während und nach der Scheidung abhängen als von der eigentlichen Trennung der Eltern.

Der Kenntnisstand zu Partnerschaftsstörungen als substantieller Risikofaktor für kindliche Störungen ist wissenschaftlich gut fundiert. Die Erkenntnisse der psychologischen Paar- und Familienforschung liefern dabei auch gut gesichertes Wissen zu den Bedingungen für produktive Partnerschaftskonflikte und konstruktive Scheidungen, welche für die klinische und therapeutische Praxis mit Familien und Paaren vermehrt genutzt werden sollten. Praktisch relevant ist vornehmlich der Befund, dass partnerschaftliche Kommunikations- und Problemlösekompetenzen sowie die gemeinsame Stressbewältigung (dyadisches Coping) des Paares international belegte Prädiktoren für den Verlauf einer Partnerschaft darstellen, weil diese vermittel-, lern- und trainierbar sind. Vor diesem Hintergrund wurde eine Reihe bewährter Präventionsprogramme entwickelt, welche gezielt diese drei partnerschaftlichen Kompetenzen (Kommunikation, Problemlösung, dyadisches Coping) fördern. Gerade präventive Ansätze können unter Berücksichtigung von vielfältigen Wirksamkeitsnachweisen als hoch effektiv bezeichnet werden, um die schädlichen Folgen von destruktiven Paarkonflikten und Scheidungen zu vermeiden – um des Befindens der Partner und des Kindeswohls willen.

Die Folgen von destruktiven Paarkonflikten für Kinder 2

Konflikte gehören zum normalen Familienalltag dazu und sind nicht per se schädlich für die Kinder. Einschlägige Studien zeigen, dass es weniger darum geht, *ob* Eltern streiten, als vielmehr um die Art und Weise, *wie* sie es tun. Während Kinder von einer konstruktiven Konfliktaustragung der Eltern sogar profitieren können (vgl. Kap. 4.1), sind destruktive Konflikte in vielen Fällen schädigend. Destruktive Paarkonflikte, um welche es in diesem Kapitel geht, zeichnen sich durch die folgenden Charakteristiken aus:

- *Häufigkeit* (sehr häufiges oder chronisches Auftreten)
- *lange Dauer* (über mehrere Stunden oder Tage brodelnde Spannungen)
- *Unversöhnlichkeit* (keine Problemlösung oder Kompromissfindung)
- *hohe Intensität* (laute und besonders feindselige Konflikte)
- *negativer Inhalt* (Drohungen, unproduktive Kritik oder, für Kinder besonders problematisch, kindbezogene Themen)
- *dysfunktionale Kommunikation*

Innerhalb der dysfunktionalen Kommunikation werden a) verallgemeinernde Kritik (generalisierte Anklagen oder Persönlichkeitszuschreibungen), b) Verachtung (z. B. Abwertung, Gemeinheiten), c) Defensivität (z. B. uneinsichtige Verteidigung, Verantwortungszurückweisung) und d) Rückzug (z. B. „Mauern", Vermeidung) – gemäß Gottman (1994) die 4 apokalyptischen Reiter einer Partnerschaft – als die prognostisch problematischsten Verhaltensweisen angesehen.

Eine Extremform von Destruktivität nehmen Paarkonflikte dann an, wenn die Partner aggressiv und gewalttätig werden (z. B. in Form von Stoßen, Schlagen, mit

© Springer-Verlag Berlin Heidelberg 2015

M. Zemp & G. Bodenmann, *Partnerschaftsqualität und kindliche Entwicklung,* essentials, DOI 10.1007/978-3-662-45186-1_2

Gegenständen Bewerfen). In Deutschland erleben etwa 25 % der Frauen mindestens einmal in ihrem Leben körperliche Gewalt in der Partnerschaft (Müller und Schröttle 2004). Dies bedeutet auch für Kinder ein besonders belastendes Ausmaß; zwischen 50% und 60 % der Kinder, welche Gewalt zwischen den Eltern erleben, sind verhaltensauffällig oder reifungsverzögert. Das Risiko für psychische Störungen ist bei Kindern, die bei Eltern mit hoher gegenseitiger Feindseligkeit und Gewalt aufwachsen, um das 5- bis 7-fache erhöht (Cummings und Davies 2010).

2.1   Die Tragweite von destruktiven Paarkonflikten für das kindliche Befinden

Destruktiv ausgetragene Partnerschaftskonflikte können erhebliche kurz- und langfristige Auswirkungen auf die kindliche Entwicklung haben. Unmittelbar reagieren Kinder hochgradig negativ auf Paarkonflikte auf der *emotionalen* (z. B. Wut, Traurigkeit, Angst), *physiologischen* (z. B. erhöhte Herzrate), *kognitiven* (z. B. Aufmerksamkeitsprobleme) und auf der *Verhaltensebene* (z. B. sich in den Konflikt einmischen, aus dem Raum flüchten) (Rhoades 2008). Ferner verdichten sich die Belege, dass Kinder, welche chronisch negativen Elternkonflikten ausgesetzt sind, längerfristig ein höheres Risiko für psychische Störungen, körperliche Krankheiten, Selbstwertprobleme, Schlafstörungen, soziale Anpassungsschwierigkeiten und Schulleistungsschwächen aufweisen (für einen Überblick, siehe Cummings und Davies 2010). Laut einer Studie zählen Kinder das Miterleben von elterlichen Konflikten zu den drei Erfahrungen, welche sie am meisten traurig stimmen (Lewis et al. 1984). Dabei ist gut empirisch fundiert, dass nicht die globale Partnerschaftsqualität oder -zufriedenheit der Eltern maßgebend ist, sondern im Spezifischen Paarkonflikte *das* Element in unglücklichen Partnerschaften darstellt, welches für das kindliche Wohl besonders bedeutsam ist (Emery und O'Leary 1984). Der Zusammenhang zwischen Paarkonflikten und kindlichen Störungen bleibt auch dann robust, wenn Störungen in der Eltern-Kind-Beziehung oder elterliche depressive Symptome statistisch kontrolliert werden (Fincham und Osborne 1993). Beachtenswert ist, dass Kinder sogar auf „analoge" Konflikte im experimentellen Setting (d. h. simuliertes Konfliktmaterial bspw. in Form von Ton- oder Filmaufnahmen) stark negativ reagieren. Bereits kurze Filmszenen oder akustische Ausschnitte aus gespielten Paarkonflikten von kurzer Dauer wühlen Kinder emotional und physiologisch auf und können aggressives Verhalten gegenüber anderen Kindern (Cummings et al. 2004) oder Beeinträchtigungen in der Aufmerksamkeitsleistung (Zemp et al. 2014a) zur Folge haben. Dies erscheint besorgniserregend, wenn man bedenkt, dass reale Paarkonflikte im Familienalltag in der Regel länger dauern, häufig thematisch das Kind betreffen und beängstigender sind, weil die Protagonisten die eigenen Eltern sind.

Paarkonflikte sind zudem deswegen so virulent für Kinder, weil sie ihnen *häufig* ausgesetzt sind. Streit und Auseinandersetzungen gehören zu jeder Partnerschaft dazu, wobei sie sich nach dem Übergang zur Elternschaft schätzungsweise um den Faktor 9 potenzieren (Gottman und Notarius 2002). Eine Studie, welche die Konflikthäufigkeit von knapp 14.000 werdenden Eltern unmittelbar vor der Geburt ihres ersten Kindes und 8 Monate danach erfasst hat, zieht die Bilanz, dass Paarkonflikte nach der Geburt eines Kindes (prä-/postnatal Vergleich) um *mehr als 50 %* ansteigen (Hanington et al. 2012). Dies ist besonders alarmierend, weil empirisch gezeigt wurde, dass Konflikte in Anwesenheit der Kinder oft sehr dysfunktional (emotional negativ) sind und mehrheitlich kinderbezogene Themen (z. B. Erziehung, Schule) betreffen (Papp et al. 2002). Kinder sind laut einer Studie das häufigste Konfliktthema von Elternpaaren (Papp et al. 2009). Kindbezogene Konflikte sind speziell bedrohlich für Kinder, weil sie persönlich betroffen sind und darum die Gefahr für Schuldgefühle seitens der Kinder erhöht ist.

Kinder haben zudem hoch empfindliche Antennen für die Spannungen in der Partnerschaft der Eltern, wobei diese Sensibilität nicht nur offen ausgetragene Konflikte (direktes Ansprechen, offene Auseinandersetzung), sondern auch passiv-aggressive Streitmuster betrifft (nonverbaler Ärgerausdruck, Rückzug, Konfliktvermeidung, etc.) (El-Sheikh und Cummings 1995). Interessanterweise sind diese verschiedenen Konfliktmuster mit unterschiedlichen Reaktionen verbunden. *Offen-aggressive* Konflikte gehen mit einem erhöhten Risiko für externalisierende Störungen bei Kindern einher (nach außen gerichtetes Bewältigungsverhalten, z. B. in Form von aggressivem, impulsivem oder hyperaktivem Verhalten), während Kinder von Eltern mit einem *passiv-aggressiven* Konfliktstil eher zu internalisierenden Symptomen (z. B. Depressionen, Ängste, Selbstwertprobleme) neigen (Katz und Gottman 1993).

Die Tragweite von destruktiven Paarkonflikten ist auch deswegen beträchtlich für das kindliche Wohlbefinden, weil sich Kinder *nicht* an chronische Elternkonflikte gewöhnen (Davies et al. 1999; Goeke-Morey et al. 2013). Im Gegenteil reagieren sie mit jeder erneuten Konfliktexposition stärker negativ. Dies ist kurzfristig eine adaptive Stressreaktion des Kindes, um möglichst schnell optimale Bewältigungsstrategien zu mobilisieren oder sich zu schützen, kann langfristig aber substantielle Kollateralschäden für ihre psychische und körperliche Integrität mit sich bringen.

Merksätze

1. Die Folgen von Paarkonflikten sind kein Artefakt einer beeinträchtigten Eltern-Kind-Beziehung oder des negativen Befindens der Eltern.
2. Bereits kurze, experimentell simulierte Paarkonflikte sind für Kinder hochgradig aufwühlend.
3. Nach dem Übergang zur Elternschaft streitet sich ein Paar durchschnittlich 9-mal häufiger.

4. Kinder haben einen feinen Spürsinn für die Spannungen ihrer Eltern, sogar für nonverbale Signale.
5. Kinder gewöhnen sich nicht an destruktive Paarkonflikte – sie werden im Gegenteil zunehmend sensibler.
6. Gewalt zwischen den Eltern erhöht das Risiko für kindliche Störungen um den Faktor 5 bis 7.

2.2 Kindliche Reaktionen auf Paarkonflikte in Abhängigkeit des Geschlechts

Geraume Zeit galt als empirisch gesichert, dass Jungen stärker von den Auswirkungen von Partnerschaftsstörungen betroffen sind als Mädchen. Eine Studie verweist indes darauf, dass es sich bei diesem Geschlechtereffekt weitgehend um einen methodischen Artefakt handeln dürfte (z. B. weil überwiegend klinische Stichproben oder vorwiegend aggressive Konfliktstile untersucht wurden; Purcell und Kaslow 1994). Des Weiteren könnte dies lediglich Ausdruck der höheren konstitutionellen und psychobiologischen Vulnerabilität des männlichen Geschlechts im Kindesalter sein. Grundsätzlich sind Jungen in der Kindheit empfindlicher auf psychosoziale Belastungen und weisen mehr psychische Auffälligkeiten auf als Mädchen, wobei sich dieser Geschlechtereffekt während der Adoleszenz umkehrt. Führende Forscher sind sich aktuell dahingehend einig, dass *beide* Geschlechter vergleichbar stark auf Paarkonflikte reagieren, wenn auch in unterschiedlicher Form. Mädchen tendieren gemäß Untersuchungen stärker zu Schuldgefühlen angesichts elterlicher Auseinandersetzungen, was mit einem größeren Risiko für internalisierende Symptome einhergeht. Dahingegen nehmen Jungen Paarkonflikte durchschnittlich als bedrohlicher war und neigen infolge mehr zu externalisierenden Verhaltensproblemen (Davies und Lindsay 2001).

2.3 Die Bedeutung des Alters der Kinder

Ein breiter Forschungsfundus hat untersucht, ob Paarkonflikte in Abhängigkeit der Entwicklungsphase der Kinder eine unterschiedliche Bedeutung haben. Es gehört zum gesicherten Kenntnisstand, dass es kein Alter gibt, in welchen Kinder per se gegen die negativen Auswirkungen immun sind. In einer experimentellen Studie wurde beobachtet, dass bereits Kleinkinder *ab sechs Monaten* emotional auf Paarkonflikte reagieren und teilweise sogar versuchen, in den Konflikt einzugreifen (Cummings et al. 1981). Einige Autoren argumentieren, dass Partnerschaftskonflikte besonders stark mit kindlichen Anpassungsstörungen im Vorschulalter assoziiert sind, weil jüngere Kinder

1. durch ihre Neigung, äußere Umstände überwiegend auf sich zu beziehen (Egozentrismus nach Piaget), häufiger zu Schuldgefühlen tendieren;
2. weniger autonom und in ihrem Wohlbefinden stärker vom familiären Klima und der emotionalen Verfügbarkeit der Eltern abhängig sind als ältere Kinder;
3. aufgrund ihres kognitiven Reifestands weniger in der Lage sind, familiäre Situationen und deren Implikationen realistisch einzuschätzen und hilfreiche Stressbewältigungsstrategien zu mobilisieren.

Allerdings zeigte die Studie von Jenkins und Buccioni (2000), dass bereits Kinder ab 9 Jahren die Gründe für Paarkonflikte differenziert erschließen und ihre Eltern in ihren beiden Rollen als Erziehende resp. als Liebespaar integrieren können.

Wenn Kinder älter werden, entwickeln sie elaboriertere Bewältigungsstrategien im Umgang mit Elternkonflikten und begreifen zunehmend, dass die Auseinandersetzungen nicht zwangsläufig mit ihnen zu tun haben müssen. Sie sind weniger in das familiäre System eingeflochten und beginnen sich immer mehr gegen außen zu orientieren (z. B. Schule, Peers). Auf der anderen Seite kann ein reiferes und sensibleres Verständnis für die elterliche Partnerschaft auch besondere Verletzlichkeiten bergen. Beispielsweise wurde gezeigt, dass mit dem Alter die Wahrscheinlichkeit wächst, dass Kinder in einen Paarkonflikt intervenieren und möglicherweise Partei für einen Elternteil ergreifen (Cummings et al. 2012). Bei der Studie von Jenkins et al. (1989) gaben 70 % der 9–12-jährigen Kinder an, regelmäßig direkt in die Elternkonflikte einzugreifen, was bemerkenswerterweise die am häufigsten erwähnte Copingstrategie darstellte. Mit dem Einmischen des Kindes in den elterlichen Streit nimmt es eine Erwachsenenrolle ein, die altersunangemessen und in aller Regel massiv überfordernd ist. Solche Situationen bergen hohes Gefährdungspotential für Kinder, weil sie mit Rollen- und Loyalitätskonflikten einhergehen und ein ernsthaftes Ungleichgewicht in den familiären Beziehungen auslösen.

Schließlich können destruktive Paarkonflikte für Kinder in der Adoleszenz potentiell gravierend sein, weil die Energie, die auf die Regulation der familiären Konflikte und der damit verbundenen Gefühle verwendet wird, zu der Vernachlässigung wichtiger Entwicklungsaufgaben führen kann. In dieser Entwicklungsstufe beginnen Kinder ihre Identität als Interaktionspartner in der Familie und in der Gleichaltrigengruppe zu explorieren. Dies könnte bedeuten, dass sich besonders in diesem Alter beziehungsleitende kognitive Schemata ausbilden, auf die Kinder unbewusst zurückgreifen, um soziale Situationen zu interpretieren und eigene Beziehungen zu bewältigen. Übereinstimmend mit dieser Annahme konnte gezeigt werden, dass Kinder aus konfliktreichen Familien stärker dazu tendieren, das Verhalten von anderen Kindern als aggressiv wahrzunehmen und ihnen böswillige Absichten („hostile Attributionsbias") zu unterstellen (Bascoe et al. 2009). Ebenfalls beschäftigen sich die Jugendlichen nun selber mit dem Thema Partnerschaft und die Eltern werden in ihrer Vorbildfunktion als Paar zunehmend wichtiger. Langzeitstudien, welche das Beziehungsverhalten der Eltern und dasjenige ihrer Kinder in der eigenen späteren Partnerschaft über Jahre verfolgten, haben aufgezeigt, dass negative Interaktionen wie bspw. feindseliges Verhalten zwischen den Partnern von einer Generation zur nächsten übertragen werden können (z. B. Whitton et al. 2008).

2.4 Gründe für die negativen Auswirkungen von Paarkonflikten: Die Rolle der emotionalen Sicherheit

Gemäß der Theorie der emotionalen Sicherheit (Cummings und Davies 2010) stellt das Erlangen und die Aufrechterhaltung der emotionalen Sicherheit des Kindes ein basales kindliches Bedürfnis in der Familie dar. Destruktive Paarkonflikte bedrohen dieses elementare Bedürfnis, weil sie das Familienklima pervertieren und die familiäre Stabilität angreifen. Streitende Eltern sind Ursprung von Verängstigung und Einschüchterung anstelle von Schutz, Sicherheit und Trost. Angesichts dieser Bedrohung aktivieren Kinder drei Regulationsmechanismen zwecks Wiedererlangung der emotionalen Sicherheit:

1. Kinder reagieren intensiv auf der emotionalen und physiologischen Ebene, vitale Energie für eine effiziente Mobilisierung von Bewältigungsressourcen.
2. Kinder greifen häufig selber in die Auseinandersetzungen ein, um den Streit zu schlichten, zwischen den Eltern zu vermitteln oder sie zu trösten.
3. Kinder entwickeln im Verlaufe der Zeit und in Abhängigkeit ihrer Lerngeschichte mentale Repräsentationen (kognitive Skripts oder Schemata) der elterlichen Partnerschaft, in denen die Erfahrungen mit Elternkonflikten abgespeichert werden und die Grundlage für diesbezügliche künftige Erwartungen bilden.

Letztere bilden im übertragenen Sinn eine Art interne Alarmanlage, die hoch wachsam und empfänglich ist gegenüber den Spannungen zwischen den Eltern, um potentielle Bedrohungen der emotionalen Sicherheit (z. B. Paarkonflikte) proaktiv zu entdecken, sich optimal darauf vorzubereiten und wenn möglich zu verhindern. Dieses kognitive Überwachungssystem ist wohl funktional im Sinne des Erhalts der emotionalen Sicherheit, birgt andererseits aber das gefährliche Potential, gesunde neuropsychologische Funktionen des Kindes zu beeinträchtigen. So haben Untersuchungen dargelegt, dass solche unsichere Repräsentationen, nachdem sie experimentell aktiviert wurden durch simulierte Paarkonflikte in Ton- oder Videoaufnahmen, die kindlichen Gedächtnisfunktionen zugunsten einer konfliktaffinen

Lernleistung verzerren (O'Brien und Chin 1998) und Aufmerksamkeitsprobleme verursachen können (Zemp et al. 2014a, b). Eine beeinträchtigte Aufmerksamkeitsleistung stellt ihrerseits ein wichtiger Erklärungsmechanismus für den Befund dar, dass Kinder aus konfliktreichen Familien vermehrt Schulprobleme entwickeln (Davies et al. 2008). Wenn Kinder Zeugen von elterlichen Konflikten werden, werden sie physiologisch erregt und emotional aufgewühlt. Sie sorgen sich um ihr eigenes und das Wohl der Eltern und sind verunsichert ob der zukünftigen Intaktheit der Familie. Diese Bedrohung und Besorgnis kann das Kind so nachhaltig beschäftigen, dass sie auf Kosten der Aufmerksamkeits- und Konzentrationsleistung in schulischen Anforderungen gehen. Unter Bezugnahme auf die starke Betonung der genetischen und neurobiologischen Aspekte von Aufmerksamkeitsproblemen bei Kinder und Jugendlichen erscheint es bedenklich, dass in der klinischen Praxis nicht häufiger danach gefragt wird, ob es in der Familie Spannungen gibt, unter denen das Kind leidet und nicht zur Ruhe kommen kann.

Es kann festgehalten werden, dass Paarkonflikte *direkt* die emotionale Sicherheit von Kindern destabilisieren können. Diese emotionale Unsicherheit kann wichtigen psychobiologischen Funktionen abträglich sein, welche Kinder für eine erfolgreiche Erfüllung zentraler Entwicklungsaufgaben benötigen. So wird die Tragweite deutlich, welche Partnerschaftsstörungen für eine gesunde kindliche Entwicklung auch außerhalb des Familienkontexts haben, zum Beispiel im Schulsetting. Neben den direkten Effekten von Elternkonflikten gibt es allerdings auch *indirekte* Wege, über welche sie sich ungünstig auf das kindliche Befinden auswirken können. Kinder können auch dann Schaden nehmen, wenn sie den Konflikten nicht direkt ausgesetzt sind. Beispielsweise ist der Zusammenhang zwischen einer konfliktreichen Partnerschaft und inadäquater oder dysfunktionaler Erziehung (z. B. inkonsistente, inkonsequente oder harsche Erziehungsmethoden) substantiell (Krishnakumar und Buehler 2000). In Experimentalstudien wurde beobachtet, dass sich Mütter und Väter unmittelbar nach einem Konfliktgespräch mit ihrem Partner gegenüber ihren Kindern weniger wohlwollend und kooperativ verhalten (Kitzmann 2000). Außerdem erschöpfen Partnerschaftsprobleme die Energie der Eltern, was zu Lasten ihrer Empfänglichkeit gegenüber den kindlichen Bedürfnissen gehen kann. Wenn ein Paar durch seine eigenen Schwierigkeiten absorbiert ist, werden die emotionalen Ressourcen der Eltern entleert, feinfühlig und aufmerksam auf die Bindungsbedürfnisse der Kinder zu reagieren. Insofern können Paarkonflikte negativ mit der elterlichen Fähigkeit interferieren, die kindlichen Signale (insbesondere bei Säuglingen und Kleinkindern) sensibel wahrzunehmen, sie adäquat zu interpretieren und prompt und angemessen darauf zu reagieren. Und schließlich schwappen Paarkonflikte oft über in ein global angespanntes oder distanziertes Familienklima, was ein ungünstiges Fundament für die Entwicklung der Kinder bildet.

Merksätze

1. Destruktive Paarkonflikte beeinträchtigen das Familienklima und bedrohen in den Augen der Kinder die familiäre Stabilität.
2. Die emotionale Unsicherheit, welche Kinder angesichts der Paarkonflikte erleben, kann der Entwicklung von gesunden neuropsychologischen Funktionen abträglich sein.
3. Kinder weisen auch dann ein höheres Risiko für psychische Probleme auf, wenn sie bei den Konflikten nicht direkt physisch anwesend sind.
4. Paarkonflikte wirken sich auch indirekt über ungünstige Erziehungsmethoden und eine beeinträchtigte elterliche Feinfühligkeit auf das kindliche Befinden aus.

2.5 Wechselwirkung zwischen partnerschaftlichen und kindlichen Problemen

Bislang wurde ausschließlich der negative Einfluss von Paarkonflikten auf das Befinden der Kinder diskutiert. Weil die elterliche Partnerschaft der Eltern-Kind-Beziehung vorausgeht, ist es naheliegend, Paarprobleme der Eltern als Prädiktor für kindliche Störungen zu betrachten. Diese Kausalrichtung ist auf der Grundlage von Längsschnittuntersuchungen wissenschaftlich gut fundiert. Trotzdem muss von bidirektionalen statt unidirektionalen Effekten ausgegangen werden: Die Partnerschaft der Eltern beeinflusst das kindliche Befinden und Verhalten der Kinder *und vice versa*. So zeigten Schermerhorn et al. (2007) bei 232 Familien mit einem Kind im Alter zwischen 5 bis 7 Jahren, dass destruktive Paarkonflikte die kindlichen Verhaltensprobleme 1 Jahr später voraussagten. Die Verhaltensprobleme führten ihrerseits wieder zu stärkeren Partnerschaftsproblemen ein weiteres Jahr darauf. Experimentalstudien bringen ebenfalls zutage, dass der Alltag mit einem verhaltensauffälligen Kind kräftezehrend sein kann und den Umgang mit dem Partner zu beeinträchtigen vermag. Unmittelbar nach einer kurzen Interaktion mit einem Kind, das aufsässiges und trotziges Verhalten zeigte, konsumierten Eltern 30 % mehr Alkohol und kommunizierten negativer mit ihren Partnern im Vergleich zu einer Standardinteraktion mit einem Kind ohne Verhaltensauffälligkeiten (Pelham et al. 1997; Wymbs und Pelham 2010). Vor dem Hintergrund dieser Befunde wird die starke Interdependenz zwischen Partnerschaftsstörungen und dem Befinden und Verhalten der Kinder deutlich.

Scheidung der Eltern als Risikofaktor für die kindliche Entwicklung 3

Eine Scheidung der Eltern gehört neben destruktiven Paarkonflikten innerhalb der familiären Risikofaktoren zu den bedeutendsten Prädiktoren für psychische Störungen bei Kindern und Jugendlichen. Für alle betroffenen Familienmitglieder bedeutet eine Scheidung meist den schmerzhaften Zerfall eines Lebensentwurfs, der als hochgradig destabilisierend und belastend erlebt wird. Für die Partner ist eine Scheidung ein wesentlicher Risikofaktor für körperliche Krankheiten und frühzeitigen Tod. Die Effektstärken sind dabei vergleichbar oder übertreffen gar die prominentesten Bestimmungsgrößen für Mortalität wie bspw. Rauchen, Fettleibigkeit oder körperliche Inaktivität (Holt-Lunstad et al. 2010). Dies ist insofern besonders alarmierend als gegenwärtige Scheidungsraten auf eine nie dagewesene Unbeständigkeit in Ehen hinweisen; in den vergangenen 40 Jahren hat sich das Scheidungsrisiko mehr als verdoppelt. In den westlichen Industriestaaten wird derzeit rund jede zweite Ehe geschieden. Während in den 1960er Jahren in den USA noch 90 % der Kinder mit beiden biologischen Eltern aufgewachsen sind, waren dies 40 Jahre später nur noch 40 % (Bryner 2001). Der Umstand, dass jährlich bei etwa jeder zweiten Scheidung auch minderjährige Kinder betroffen sind, unterstreicht die Relevanz der Frage, wie Kinder die Scheidung ihrer Eltern erleben und welche psychosozialen Auswirkungen dies auf ihr Wohlbefinden und ihr späteres Leben haben wird.

© Springer-Verlag Berlin Heidelberg 2015
M. Zemp & G. Bodenmann, *Partnerschaftsqualität und kindliche Entwicklung,*
essentials, DOI 10.1007/978-3-662-45186-1_3 11

3.1 Die Auswirkungen der elterlichen Scheidung auf das Kind

Die elterliche Trennung bedeutet für die Kinder den Verlust einer intakten Familie mit Mutter und Vater, was eine tiefe emotionale Verunsicherung mit sich bringen kann. Ihre bisherige Welt geht in die Brüche. Die kindliche Reaktion auf eine Scheidung durchläuft typischerweise verschiedene Phasen (Bryner 2001): Anfangs können Kinder nicht glauben, dass die beiden Menschen, welche sie mit Schutz, Wärme und Sicherheit versorgen, sich je trennen könnten. Während dieser Phase beruhigen sie sich mit dem Gedanken, dass ihre Eltern bald wieder zusammenfinden, wobei sie oft über Jahre an dieser Wiedervereinigungsphantasie festhalten. Manchmal folgt darauf eine Phase der intensiven Wut gegenüber den Eltern, dass sie sich nicht stärker für die Zukunft der Familie eingesetzt haben. Danach beginnen sich Kinder (insbesondere jüngere) vielfach die Schuld an dem Ereignis zu geben und sie glauben, der Vater oder die Mutter komme in die Familie zurück, wenn sie sich artig verhalten oder sich in der Schule mehr anstrengen. Darauf kann eine Zeit der tiefen Traurigkeit folgen, was sich u. a. in depressiver Verstimmung, Schlaf- und Schulschwierigkeiten oder Selbstwertproblemen äußern kann. Glücklicherweise handelt es sich dabei in vielen Fällen aber um vorübergehende Anpassungsreaktionen, welche sich nach der akuten Krisenzeit von ca. 2 Jahren nach der Scheidung verlieren (vgl. Kap. 3.2).

Die große Zahl der Kinder, die von Scheidungen ihrer Eltern betroffenen sind, hat seit den 1980er Jahren eine rege Forschungsaktivität zu den Folgen von Scheidungen für ihr Wohlbefinden ausgelöst. Aus Meta-Analysen lässt sich schlussfolgern, dass Kinder aus Scheidungsfamilien, verglichen mit Kindern aus intakten (nicht geschiedenen) Familien, signifikante Beeinträchtigungen in vielen Entwicklungsbereichen aufweisen: Schulschwierigkeiten, emotionale Probleme (internalisierende Symptome wie Ängste oder depressive Störungen), auffälliges Sozialverhalten, niedrige soziale Integration (z. B. wenige Freunde) oder negatives Selbstbild (Amato und Keith 1991b). Bemerkenswert ist neben einer beachtlichen Stabilität der Effekte über 10 Jahre, dass sie statistisch betrachtet jedoch durchgängig als gering eingestuft werden müssen. Dies gilt insbesondere dann, wenn die Studien methodisch gut fundiert sind (große und repräsentative Stichproben, Einbezug von Kontrollvariablen etc.) und die Einschätzung des kindlichen Verhaltens nicht nur auf der elterlichen Perspektive beruht, sondern von verschiedenen Beurteilern vorgenommen wird. Damit fallen die meisten Unterschiede zwischen Scheidungs- und Nicht-Scheidungskindern in die Bandbreite normaler Adaptionsleistungen angesichts eines kritischen Lebensereignisses. Allerdings gilt es auch darauf hinzuweisen, dass die Studien häufig lediglich zwischen Kindern aus Scheidungsfamilien und Kindern aus intakten Familien (d. h. Nicht-Scheidungsfamilien) unterscheiden und dabei die Kinder aus intakten Familien mit hohem Konfliktniveau nicht gesondert analysiert werden, was für die relativ geringen Effektstärken ausschlaggebend sein könnte. Dies ist kein trivialer methodischer Mangel in Anbetracht der Diskussion, ob weniger die Scheidung per se, als vielmehr die damit einhergehenden Konflikte schädlich sind für die Kinder (vgl. Kap. 3.5).

Während es Hochkonfliktfamilien gibt, in denen keine Scheidung erfolgt, macht die neuere Paarforschung auch auf das aufkommende entgegengesetzte Phänomen aufmerksam: Scheidungen bei Paaren mit einer durchschnittlichen oder sogar relativ hohen Partnerschaftszufriedenheit. Die empirische Befundlage zu diesem auf den ersten Blick widersprüchlichen Scheidungstyp hat aufgezeigt, dass er ungefähr einen Viertel aller gegenwärtigen Scheidungen ausmacht und er häufig jüngere und risikofreudigere Paare betrifft (Amato und Hohmann-Marriott 2007). Die Autoren diskutieren, dass die zunehmende gesellschaftliche Akzeptanz einer Scheidung, der vereinfachte rechtliche Scheidungsweg sowie die „permanente Verfügbarkeit" von potentiellen Lebenspartnern in jedem Alter und jeder Lebenslage dazu führen, dass sich immer mehr Paare scheiden lassen, welche eine mittlere Partnerschaftsqualität und ein geringes Konfliktniveau aufweisen. Dabei ist nicht nur besorgniserregend, dass Scheidungen unter diesen Bedingungen mit reduziertem Wohlbefinden der Partner im Vergleich zu vor dem Scheidungsvollzug einhergehen können (Amato und Hohmann-Marriott 2007), sondern insbesondere auch, dass Studien auf die speziell nachteiligen Effekte auf das kindliche Befinden hinweisen. Scheidungskinder von Eltern mit einem relativ geringen Konfliktniveau leiden stärker unter der Trennung als Scheidungskinder aus einem konfliktreichen Familienkontext (z. B. Hanson 1999). Diese Befunde sind insofern plausibel als Kinder eine Scheidung von zufriedenen Eltern mit hoher Wahrscheinlichkeit als besonders unvorhersehbar und unkontrollierbar wahrnehmen. Wenn Kinder keine Spannungen zwischen ihren Eltern spüren, können sie die Trennung nicht antizipieren und der unerwartete Bruch der Ehe ihrer Eltern ist besonders jäh und fatal. Psychologisch betrachtet ist dieser Scheidungstyp hoch problematisch für Kinder, weil sie das Ereignis weder kognitiv nachvollziehen noch emotional einordnen können. Dies kann eine beachtliche Destabilisierung mit sich bringen und das Vertrauen der Kinder in die Verlässlichkeit der Eltern in ihren Grundfesten erschüttern. Zudem hat es Auswirkungen auf die eigenen Konstrukte bezüglich Partnerschaft und Ehe und das Vertrauen in den Partner in späteren eigenen Beziehungen.

Merksätze

1. Eine Scheidung ist in aller Regel ein schmerzvolles Lebensereignis für Kinder: Ihre Welt geht in die Brüche, was enorme Anpassungs- und Reorganisationsprozesse abverlangt.

2. Es gibt empirisch nachgewiesene Effekte von Scheidungen auf das psychische Befinden der Kinder, aber sie sind gering. Das bedeutet, dass *nicht alle* Scheidungskinder nachhaltige Probleme entwickeln.
3. Es scheiden sich zunehmend Paare, die kein oder nur ein gering erhöhtes Konfliktniveau vor der Trennung aufweisen. Dieser Scheidungstyp ist besonders destabilisierend für Kinder, weil sie das Ereignis nicht antizipieren und dadurch massiven Kontrollverlust erfahren.

3.2 Scheidung: Kurzfristige Krise oder chronisches Leiden?

Eine klinisch relevante Frage in diesem Kontext ist, ob es sich bei einer Scheidung um eine Ursache für kurzfristige Anpassungsprobleme handelt oder ob sie mit längerfristigem Leiden der Kinder einhergeht. Empirisch solide ist der Befund, dass unmittelbar nach der Scheidung (d. h. innerhalb der ersten Monate bis 2 Jahre nach der Scheidung) die negativen Auswirkungen am deutlichsten ausgeprägt sind. In dieser „Krisenzeit" sind Kinder in etwa 2/3 der Fälle einem hohen Konfliktniveau zwischen den Eltern ausgesetzt, wobei es sich mehrheitlich um besonders gravierende Konflikte mit hoher persönlicher Betroffenheit handelt, weil sie potentiell eskalativ verlaufen und inhaltlich häufig Sorgerechtsregelung, Erziehungsfragen, Kontaktvereinbarungen etc. betreffen. Laut Studien entschärft sich das erhöhte Konfliktpotential nach ca. 2 Jahren mehrheitlich und persistiert nur bei ca. 10 %–25 % der Scheidungen über diese Krisenzeit hinaus (Buchanan und Heiges 2001). Dies stimmt mit dem Befund einiger Untersuchungen überein, dass die negativen Effekte von Scheidungen auf das kindliche Befinden vielfach nach ungefähr 2 bis 3 Jahren rückgängig sind oder ganz verblassen. In einer Längsschnittstudie aus dem deutschen Sprachraum konnten Scheidungskinder drei Clustern zugeordnet werden: 1) rund die Hälfte zeigte sich als hochbelastet über den gesamten Untersuchungszeitraum hinweg; 2) etwa ein Drittel gehörte zu der Gruppe, welche anfangs hohe Belastungen aufwies, die sich nach 40 Monaten jedoch abschwächten; und 3) 18 % waren während des gesamten Erhebungszeitraums gering belastet. In der gesamten Stichprobe waren nach 3 Jahren nur noch wenige signifikante Unterschiede zu verzeichnen verglichen mit Kindern aus intakten Familien (Schmidt-Denter und Beelmann 1997).

Demgegenüber kommen andere Studien zum Schluss, dass auch viele Jahre nach der Scheidung noch ungünstige Effekte nachweisbar sind oder sogar bis ins Erwachsenenalter persistieren. Meta-Analysen bestätigen, dass Erwachsene aus Scheidungsfamilien in ihrem psychologischen, sozioökonomischen und körperlichen Wohlergehen geringere Werte angeben als Erwachsene aus intakten Herkunftsfamilien (Amato und Keith 1991a). Besonders aufhorchen lässt der Befund, dass das Erleben einer Scheidung nachhaltige Effekte auf die eigene spätere Partnerschaft der Kinder haben kann. So weisen junge Erwachsene mit Scheidungserfahrung eine geringere Partnerschaftsqualität und -zufriedenheit in ihrer eigenen Beziehung auf und ein Scheidungsrisiko, das um den Faktor von rund 1.3 erhöht ist im Vergleich zu Erwachsenen aus intakten Familien (Esser 2002). Als ein möglicher Erklärungsmechanismus wird in der Literatur der „Push-Effekt" aufgeführt, wonach sich Kinder aus Scheidungsfamilien früher und schneller an intime Beziehungen binden und vorschnell eine eigene Familie gründen, um möglichst rasch wieder familiäre Geborgenheit zu finden (Bodenmann 2013).

Zusammenfassend lässt sich auf der Grundlage des aktuellen Forschungsstands festhalten, dass eine Scheidung in aller Regel zu vielfältigen Umgestaltungsprozessen (z. B. neue familiäre Wohnsituation, Wegzug eines Elternteils, ggf. Wohnortswechsel etc.) führt, welche Kindern hohe Adaptionsleistungen abverlangen. Eine Scheidung ist ein einschneidendes und schmerzvolles Ereignis mit potentiell lebenslanger Auswirkung auf die Kinder. Andererseits ist beachtenswert, dass eine Mehrheit der Kinder widerstandsfähig genug ist, sich innerhalb relativ kurzer Zeit an die neue familiäre Situation anzupassen.

Merksätze

1. In vielen Fällen handelt es sich bei den Scheidungsfolgen um vorübergehende Anpassungsreaktionen der Kinder angesichts einer kritischen Lebenserfahrung, welche sich nach ca. 2–3 Jahren verlieren. Dennoch bleiben Scheidungen in der Regel ein einschneidendes Ereignis für Kinder.
2. Negative Auswirkungen von Scheidungen können nachhaltig sein und bis ins Erwachsenenalter persistieren; das Scheidungsrisiko der nächsten Generation ist substantiell erhöht.
3. Die Tragweite von Scheidungen für Kinder kann kurz- oder langfristig sein, indem sie nur vorübergehende Anpassungsprobleme verursachen oder längerfristig das Selbst- und Beziehungskonzept beeinträchtigen.

3.3   Reagieren Jungen und Mädchen unterschiedlich?

In mehreren Studien wurde festgestellt, dass Jungen stärker von einer Scheidung betroffen werden als Mädchen. Dieser Umstand wird mit der Tatsache in Verbindung gebracht, dass Jungen vor der Pubertät durchschnittlich emotional labiler sind als Mädchen und dass durch eine Scheidung in den meisten Fällen der Kontakt zum Vater eingeschränkt wird oder ganz verloren geht. Durch den Verlust des Vaters als Identifikationsfigur dürfte eine Scheidung insbesondere für Jungen psychologisch relevant sein. Andere Autoren vermuten, dass sich die elterliche Trennung auch über eine belastete Mutter-Sohn-Beziehung negativ auf das Selbstkonzept von Jungen auswirken könnte, weil die Mütter ihre Söhne bewusst oder unbewusst mit ihren ehemaligen Partnern in Verbindung bringen (Dreman 2000). Es ist jedoch zu beachten, dass Jungen überproportional Symptome externalisierender Natur (z. B. Hyperaktivität, aggressive Störungen, delinquentes Verhalten) aufweisen, die per se leichter durch das Umfeld erkennbar sind und es daher sein kann, dass man Anpassungsstörungen von Jungen überschätzt. Demgegenüber wird die Prävalenz von Störungen bei Mädchen möglicherweise unterschätzt, weil sie eher mit Ängsten oder Depressionen (internalisierenden Symptomen) reagieren, die weniger auffallen und seltener behandelt werden.

Ferner wurde dargelegt, dass die geschlechtsspezifischen Vulnerabilitätsunterschiede zuungunsten der Jungen besonders in der unmittelbaren Nachscheidungsphase hervortreten und in der Adoleszenz zu verschwinden tendieren. Heute ist man sich einig, dass eine Scheidung für *beide* Geschlechter ein Risikofaktor sein kann, aber dass die Folgen sich häufig a) unterschiedlich äußern (externalisierende vs. internalisierende Probleme) und b) in unterschiedlichen Entwicklungsphasen auftreten (Kindesalter vs. postpubertale Phase).

3.4 Scheidungsfolgen in Abhängigkeit des Alters der Kinder

Entwicklungspsychologisch betrachtet wirken sich Scheidungen in Abhängigkeit des Alters unterschiedlich auf Kinder aus. Das Wissen über Scheidungsfolgen für Säuglinge und Kleinkinder ist relativ gering. Aufgrund der sensiblen Bindungsphase (bis ca. 3 Jahre), in der das Kind zur Befriedigung der basalen Bedürfnisse (Pflege, Nahrung, Zuwendung, Sicherheit etc.) abhängig ist von den primären Bezugspersonen, sind allerdings insbesondere indirekte Effekte anzunehmen. Eine Scheidung kann die elterliche Aufmerksamkeit und Ressourcen schwächen, sensibel auf diese kindlichen Bedürfnisse einzugehen, weil sie gedanklich und emotional von der Trennung in Anspruch genommen werden. Diese mangelnde elterliche Sensitivität kann sich bei Kindern in einer unsicheren Bindung zu den Eltern bis hin zu Bindungsstörungen manifestieren (Leon 2003).

Kinder im Vorschulalter sind möglicherweise besonders vulnerabel für die negativen Auswirkungen von Scheidungen, weil sie den Trennungsprozess zwar bewusst wahrnehmen, aber durch ihre eingeschränkten kognitiven Ressourcen noch nicht vollständig einordnen können. Durch ihr entwicklungsbedingtes egozentrisches Weltbild tendieren sie zudem zu Schuldgefühlen; d. h., das Kind denkt, die Mutter oder der Vater habe es verlassen, weil es nicht artig war oder es in irgendeiner Form verantwortlich dafür ist. Kinder im Schulalter beginnen die Situation besser zu verstehen und haben frühestens ab 9 Jahren ein relativ klares Verständnis für die Scheidung. Ab diesem Alter können Kinder allmählich erkennen, dass die Scheidung eine Folge unüberbrückbarer Differenzen zwischen den Eltern ist, womit das Risiko für Schuldgefühle abnimmt. Auf der anderen Seite steigt mit dieser reiferen Auslegung die Gefahr für Loyalitätskonflikte, welche in der Regel mit einer starken emotionalen Verunsicherung und Überforderung einhergehen (Buchanan und Heiges 2001).

Einige Autoren diskutieren, dass Kinder ab der Adoleszenz möglicherweise besonders unter der elterlichen Scheidung leiden, weil sie in eine für sie ohnehin anspruchsvolle Zeit fällt (körperliche Veränderungen im Zuge der Pubertät, Ablösungsprozesse, Berufsfindung, Eingehen von eigenen Beziehungen etc.), in der sie sich besonders am Partnerschaftsmodell der Eltern orientieren. Der kognitive Reifestand von Jugendlichen birgt zudem das Risiko, dass sie die Verantwortung für ihre Eltern übernehmen (Gefahr der Parentifizierung). Dies kann ein Ungleichgewicht und eine Verzerrung der Rollen in der Familie mit sich bringen, welche für das Kind alters- und entwicklungsunangemessen sind und es überfordert.

Insgesamt kann festgehalten werden, dass wenige Studien systematisch untersucht haben, ob Kinder in gewissen Altersstufen besonders fragil sind und der Wissensstand in dieser Hinsicht scheint heterogen. Es gibt kein Alter, in dem Kinder grundsätzlich gegen die ungünstigen Effekte von Scheidungen geschützt sind. Vielmehr hat die Forschung bezeigt, dass Kinder verschiedener Entwicklungsphasen unterschiedlich mit dem kritischen Lebensereignis umgehen, was immer sowohl Chancen als auch Gefahren birgt.

Merksätze

1. Scheidungen gefährden Jungen möglicherweise besonders, weil mit dem eingeschränkten Kontakt zum Vater eine Schlüsselfigur in ihrer Entwicklung wegfällt.
2. Diskutiert wird, dass jüngere Kinder durch ihre eingeschränkten kognitiven Ressourcen und Jugendliche, weil sie sich mit eigenen Partnerschaften auseinanderzusetzen beginnen, speziell belastet werden durch die Scheidung.
3. Generell gilt aber, dass kein Geschlecht und keine Entwicklungsstufe grundsätzlich robust gegen die negativen Auswirkungen sind.

3.5 Mögliche Erklärungsmechanismen für die negativen Folgen

Eine Scheidung fordert von Kindern vielfache Anpassungs- und Reorganisations-prozesse auf der *individuellen* Ebene (z. B. emotionale Verunsicherung, Zusammenbrechen der intakten Familie, Neuausrichtung eines neuen Lebensentwurfs), auf der *interpersonellen* Ebene (z. B. Neudefinitionen der Aufgaben und Rollen in der Familie, ggf. Aufbau eines neuen Freundeskreises bei einem Wohnortswechsel) und in *kontextueller* Hinsicht (z. B. finanzielle Einbußen, neue familiäre Wohnsituation, Neugestaltung der Tagesstruktur) (Walper und Schwarz 2002). Über welche Mechanismen sich Scheidungen ungünstig auf die Kinder auswirken, ist Gegenstand der aktuellen Forschung. Vornehmlich werden in der einschlägigen Literatur 3 Faktoren diskutiert:

1. *Verlust eines Elternteils*: Studien, welche Scheidungskinder mit Kindern vergleichen, die einen Elternteil durch Tod verloren haben, berichten, dass Scheidungskinder im Durchschnitt nachhaltigere Anpassungsprobleme aufweisen (Amato und Keith 1991b). Dieser Befund könnte dadurch erklärt werden, dass eine Scheidung nicht vergleichbar ist mit dem Tod eines Elternteils, da die damit einhergehenden emotionalen Verletzungen möglicherweise noch durchdringender sind. Eine Scheidung kann für Kinder anspruchsvoller sein als der Tod einer Elternperson, weil die Kinder häufig den Grund für das Verlassenwerden nicht verstehen, selten ein klarer Schlussstrich möglich ist und familiäre bzw. elterliche Spannungen in vielen Fällen auch nach der Scheidung persistieren. Damit können Anpassungsstörungen der Kinder nach der Scheidung nicht ausschließlich auf den Verlust oder verringerten Kontakt mit dem nicht-sorgeberechtigten Elternteil zurückgeführt werden.
2. *Finanzielle Nachteile*: Finanzielle Konsequenzen ergeben sich nach einer Scheidung zwangsläufig, weil die getrennten Eltern nun je einen separaten Haushalt führen. Ungeachtet der rechtlichen Fortschritte in den letzten Jahrzehnten erhält noch immer schätzungsweise jeder zweite alleinerziehende Elternteil keine finanzielle Unterstützung des Ex-Partners. Dies drängt den sorgeberechtigten Elternteil häufig dazu, den Arbeitsort zu wechseln oder mehr zu arbeiten, was eine vielschichtige Umgestaltung des familiären Alltags bewirkt. Eine Studie zeigte, dass arbeitstätige Mütter nach der Scheidung durchschnittlich nur noch ein Fünftel der Zeit mit ihren Kindern verbringen können im Vergleich zu vor der Scheidung (Wallerstein und Blakeslee 1989). Finanzielle Einschränkungen aufgrund einer Scheidung sind in vielen Fällen verantwortlich für einen signifikanten Rückgang der Lebensqualität von Kindern. Eine Längsschnittstudie

zeigte unlängst, dass Kinder nach einer Scheidung aufgrund finanzieller Einbußen weniger Sozialkontakte pflegen konnten (z. B. durch eingeschränkte Freizeitmöglichkeiten), was ihren Schulleistungen abträglich war (Potter 2010). Ein geringeres Einkommen gehört demzufolge neben emotionalen und sozialen Aspekten zu den wichtigsten zugrundeliegenden Mechanismen der negativen Scheidungsfolgen.

3. *Konflikthypothese*: Nach aktuellem Stand der Forschung ist die Konflikthypothese bislang am stärksten empirisch untermauert, wonach die Trennung der Eltern den Kindern hauptsächlich aufgrund der Konflikte schadet, welche sie vor, während und nach der Scheidung miterleben (Amato und Keith 1991b). Denn eine Vielzahl an Studien belegt, dass nicht die Scheidung als Ereignis *per se* störungsrelevant ist, sondern eine „versteckte" Drittvariable, namentlich destruktive Paarkonflikte (vgl. Kap. 2): Erstens sind eheliche Konflikte stärkere Prädiktoren für kindliche Störungen als die familiäre Intaktheit resp. die eigentliche Trennung der Eltern. Zweitens weisen Kinder aus intakten, aber hoch konfliktreichen Familien durchschnittlich mehr Probleme auf verglichen mit Kindern von geschiedenen Eltern. Drittens sind kindliche Fehlanpassungen oft schon Jahre vor der Scheidung präsent und können demgemäß in vielen Fällen nicht erst durch die effektive Auflösung der Ehe bewirkt worden sein (Kelly 2000). Zusammengefasst bedeutet dies, dass die traditionelle Annahme über die elterliche Scheidung als *der* primäre familiäre Risikofaktor für die kindliche Gesundheit nicht mehr haltbar ist. Wenngleich Scheidungen zu den stressreichsten Lebenserfahrungen für Kinder gehören, scheinen die Art und Häufigkeit der Paarkonflikte rund um die Scheidung der Eltern bedeutungsvoller zu sein für das kindliche Wohlbefinden als die Trennung an sich. Schwere und chronische Konflikte bergen besonderes Gefährdungspotential. Dieser Befund ist insofern ermutigend als dies auch impliziert, dass eine konstruktive Scheidung, welche die elterlichen Probleme und Konflikte zu reduzieren vermag, möglicherweise nicht zwangsläufig beeinträchtigend ist für Kinder.

Merksätze

1. Studien zufolge können Scheidungen für Kinder gravierender sein als der Verlust eines Elternteils durch Tod.
2. Finanzielle Einbußen aufgrund einer Scheidung sind in vielen Fällen verantwortlich für einen bedeutsamen Rückgang der Lebensqualität von Kindern.
3. Kinder aus intakten (nicht geschiedenen), aber hoch konfliktreichen Familien weisen durchschnittlich stärkere Probleme auf im Vergleich mit Scheidungskindern.

4. Weniger die Scheidung als Ereignis per se, als vielmehr destruktive Paarkonflikte rund um die Trennung bergen Gefährdungspotential für die Kinder.

3.6   Gibt es „positive" Scheidungen?

Über Generationen hinweg galt es als gesellschaftsfähig, dass Eltern trotz Partnerschaftsproblemen der Kinder halber den Bestand der Familie aufrechterhalten. Folglich erbringen viele Paare das Opfer einer ausgebrannten Liebe und eines konfliktreichen Paaralltags zwecks Bewahrung einer Familienstätte für die Kinder. Die Prämisse, dass Eltern ihre (partnerschaftlichen und individuellen) Bedürfnisse umstandslos hintenanstellen sollen, wird durch die gegenwärtige Forschung teilweise in Frage gestellt. Neuere Untersuchungen zeigen, dass viele familiäre Probleme einer Scheidung vorausgehen und dass die Effekte auf das kindliche Wohl stärker vom Konfliktniveau zwischen den Eltern abhängen als von der eigentlichen Trennung. Den Kindern zuliebe zusammenzubleiben, wenn die Eltern in der Partnerschaft unglücklich oder gar verstritten sind und auch professionelle Bemühungen (zum Beispiel im Rahmen einer Paartherapie) als aussichtslos gelten, ist nicht zum Vorteil der Kinder. In der einschlägigen Literatur wird eine Scheidung als günstig (im relativen Sinne) betrachtet, wenn sie erstens ein anhaltend *negatives Familienklima beendet* (bspw. beständige Negativität, chronische destruktive Paarkonflikte oder im schlimmsten Fall körperliche Gewalt zwischen den Eltern) und zweitens die Eltern nach der Scheidung einen *konstruktiven und kooperativen Umgang* miteinander pflegen (d. h. beispielsweise die Kindererziehung nach wie vor als gemeinsame Aufgabe betrachten). Unter diesen Bedingungen kann davon ausgegangen werden, dass durch die Trennung der Eltern ein ungünstiger Familienkontext einem entlasteten Klima weicht (Ahrons 1994).

Scheidungsfolgen für Kinder hängen wesentlich von der Art und Häufigkeit der Paarkonflikte vor der Scheidung und das Persistieren der Konflikte danach ab. Bemerkenswerterweise ist empirisch erhärtet, dass Kinder aus Hochkonfliktfamilien oft von einer Scheidung profitieren, da sie längerfristig signifikant weniger psychische Probleme aufweisen verglichen mit Kindern aus intakten Familien mit einem chronisch hohen Konfliktniveau (z. B. Jekielek 1998). In diesem Fall scheint der reduzierte Stress durch die Verminderung von Paarkonflikten gegenüber den negativen Konsequenzen einer Scheidung zu überwiegen. Alarmierend ist jedoch, dass schätzungsweise bei jeder dritten Scheidung die Eltern nach der Trennung weiterhin in Hostilität und Streitigkeiten verstrickt sind (Buchanan und Heiges 2001). Diese „gescheiterten Scheidungen" sind von besonderer Virulenz, weil sie Kinder zweifach belasten: Einerseits sind sie nach wie vor der elterlichen Negativität ausgesetzt (z. B. Beschimpfen und Schlechtmachen des Ex-Partners etc.), andererseits müssen sie mit dem traumatischen Zerfall der Familie zurechtkommen.

Zusammenfassend lässt sich festhalten, dass die Bedeutung einer Scheidung für die Entwicklung der Kinder maßgeblich determiniert wird durch die der Trennung vorausgehenden familiären Situation (insbesondere Paarkonflikte) und der Art und Weise, wie die Eltern während resp. nach dem Scheidungsvollzug interagieren. Wenn die Scheidung einem nachhaltig destruktiven Familienklima ein Ende setzt und die Eltern sich um einen kooperativen nachehelichen Umgang bemühen, wird die Scheidung aus der Perspektive der Kinder häufig als Entlastung wahrgenommen. Es ist indes zu bedenken, dass solche positive Scheidungen eher die Ausnahme als die Regel sind. Zudem wird die Aussage relativiert, dass Kinder aus hoch konfliktreichen Familien immer von der Trennung ihrer Eltern profitieren, wenn man die Resultate einer Längsschnittstudie an 944 Scheidungsfamilien betrachtet (Amato et al. 2011). Überraschenderweise schnitten Jugendliche aus Familien mit einer konstruktiven Scheidung (kooperativer Umgang und geteilte Erziehung der Eltern nach der Scheidung) in den meisten untersuchten Bereichen (z. B. Schulleistungen, Substanzkonsum oder Qualität der Mutter-Kind-Beziehung) nicht besser ab als Kinder von Eltern, welche sich nach der Scheidung parallel oder alleine um das Kind kümmerten. Es scheint, dass Kinder auch im Falle einer konstruktiven Scheidung destabilisiert werden. Insofern ist die Frage, ob es „positive“ Scheidungen gibt, von besonderer Brisanz. Als gesichert gilt die Aussage, dass eine Scheidung in vielen Fällen ein gravierendes Lebensereignis darstellt, das sich längerfristig negativ auf die Beziehungsfähigkeit und das Selbstkonzept der Kinder auswirken kann.

Merksätze

1. Relativ betrachtet sind Scheidungen dann „positiv“, wenn sie a) eine beständige Negativität beenden und b) die Eltern sich nach der Trennung um einen konstruktiven Umgang miteinander bemühen.
2. Demgemäß können Kinder aus Hochkonfliktfamilien in vielen Fällen von einer Scheidung profitieren.
3. Jedoch zeigte eine Studie, dass Kinder mit einer konstruktiven Scheidung längerfristig nur unwesentlich besser abschnitten als Kinder mit ungünstigen Scheidungskonstellationen. Die Frage nach einer „positiven“ Scheidung bleibt insofern kontrovers.

3.7 Schutzfaktoren bei einer Scheidung: Was den Kindern hilft

Nach der Studie von Dunn et al. (2001) bedeutet die Trennung der Eltern für viele Kinder ein unvorhersehbares Erlebnis, weil sie zu wenig Kommunikation und Erklärung erfahren. Rund ein Viertel der Kinder gab an, dass niemand mit ihnen über die neue Familiensituation gesprochen hat und nur 5 % wurde ausführlich informiert. Eine andere Untersuchung bei Kindern im Alter von 11 bis 14 Jahren verdeutlicht, dass Kinder sich wünschen, stärker in die Entscheidungsprozesse rund um die Scheidung einbezogen zu werden, damit sie den Sinn besser verstehen (Maes et al. 2012). Aus diesen Befunden lässt sich eine wesentliche Faustregel ableiten; mit Kindern sollte genug früh über die anstehende familiäre Umgestaltung gesprochen werden. Sie möchten die Bedeutung der Entscheidung ihrer Eltern begreifen können und ab einem gewissen Alter mitreden über die Konsequenzen, welche sie konkret betreffen (d. h. vor allem die Wohnregelung).

Weiterhin gehört eine warmherzige und tragfähige emotionale Beziehung zu den Eltern zu den wichtigsten Schutzfaktoren für Kinder (Sigal et al. 2011). Dabei hat sich gezeigt, dass das gemeinsame Sorgerecht die Qualität der Eltern-Kind-Beziehung und die familiäre Zufriedenheit erhöht und mit einer konfliktfreieren nachehelichen Beziehung zwischen den Elternteilen einhergeht (Bauserman 2012). Obgleich das Sorgerecht zunehmend beiden Elternteilen zugesprochen wird[1], wohnen die Kinder nach der Scheidung aus praktischen Gründen meist bei jener Elternperson – überwiegend bei der Mutter – die den Hauptanteil der Betreuung übernimmt. Modelle der gemeinsamen Obhut sind anspruchsvoll und erfordern viel Organisation und Anpassung von allen Familienmitgliedern. Die Beziehung zum nicht-sorgeberechtigten resp. weggezogenen Elternteil (mehrheitlich der Vater) spielt eine entscheidende Rolle im Verständnis der Scheidungsfolgen für das kindliche Befinden, insbesondere für Jungen (vgl. Kap. 3.3). Die väterliche Beteiligung an der Erziehung nach der Scheidung hat sich als ein positiver Prädiktor für das Sozialverhalten, die Schulleistungen und das psychische Befinden der Kinder herausgestellt (McLanahan et al. 2013). Allerdings zeigt der aktuelle Forschungsstand keinen konsistenten Zusammenhang zwischen der Häufigkeit der Kontakte zum Vater und dem Befinden des Kindes. Das heißt, dass Kinder *nicht generell* Vorteile aus häufigen Besuchen ihres Vaters ziehen. Vielmehr ist entscheidend, dass der Vater dem Kind emotionale Zuneigung zeigt, an der Erziehung partizipiert und seine Unterhaltszahlun-

---

[1] In der Schweiz ist ab 1. Juli 2014 das neue Sorgerecht rechtskräftig; das gemeinsame Sorgerecht nach einer Scheidung wird damit zum Regelfall.

gen als Zeichen seines Engagements zuverlässig vornimmt (Amato und Gilbreth 1999). Mit anderen Worten zählt nicht die Quantität, sondern die Qualität der Kontakte. Denn wenn Kinder beide Eltern regelmäßig sehen, kann dies bei einer problematischen Scheidung Konfliktpotential bergen und den Kontakt zu einem zusätzlichen Stressor werden lassen. Verbindungen zu beiden Elternteilen sind also nur dann zum Nutzen des Kindes, wenn zwischen den Eltern keine Konflikte herrschen. Persistierende Auseinandersetzungen nach der Scheidung verschärfen die problematischen Folgen für Kinder erheblich. Besonders gravierend sind Loyalitätskonflikte durch Rollenumkehr (Parentifizierung, Triangulation, Kind als Nachrichtenübermittler oder Stresspuffer etc.). Solche Anforderungen ignorieren die kindlichen Bedürfnisse und können Kinder innerlich zerreißen. Um des Kindeswohls willen sollten Nachscheidungskonflikte zwischen den Eltern vor den Augen der Kinder möglichst vermieden und Arrangements angestrebt werden, die von beiden Eltern verantwortet und getragen werden. Wichtig ist, dass sich die Eltern die nötige Zeit und den Freiraum geben, um die Umstellungen zu verarbeiten und die Situation immer wieder mit den Augen der Kinder zu betrachten. Bei anhaltenden und schwerwiegenden Konflikten nach der Trennung ist es angemessen, Distanz zu schaffen und den Kontakt zum anderen Elternteil restriktiv zu gestalten, bis sich die Situation entspannt hat.

Insbesondere helfen Kindern angesichts der Reorganisationen im Zuge einer Scheidung haltgebende und beständige Strukturen, wie Familienrituale, eine konsistente und konsequente Erziehung, vorhersehbare Abläufe, zuverlässige Regelungen und verbindliche Absprachen sowie konstante Bezugspersonen neben den Eltern (Verwandte, Geschwister, Lehrpersonen, Peers etc.). Die Grundlage für solche Strukturen sind eine faire Rechtsprechung und elterliche Kompetenzen in der Kommunikation, Stressbewältigung und Problemlösung. In schwierigen Fällen bedarf es einer Mediation oder einer stützenden Trennungsbegleitung im Rahmen einer Paartherapie, um Verletzungen zu überwinden und zugunsten der Kinder neu zu beginnen. Des Weiteren empfiehlt sich eine psychologische Begleitung für die Kinder. Spezifische Hilfsangebote wie Scheidungsgruppen für Kinder können ihnen im Kreise von anderen betroffenen Kindern helfen, das Ereignis einzuordnen und geeignete Bewältigungsstrategien zu finden. Ein konstruktives Aufarbeiten im Rahmen dieser professionellen Angebote kann die Familie darin unterstützen, sich unter neuen Vorzeichen zum Wohle aller zu reorganisieren (vgl. Kap. 4).

Merksätze

1. Kinder wünschen sich gründlicher informiert zu werden, damit sie die Entscheidungen der Eltern besser verstehen.

2. Beständige Strukturen, vorhersehbare und zuverlässige Abläufe sowie eine solide emotionale Beziehung zu den Eltern gehören zu den bedeutendsten Schutzfaktoren für Kinder.
3. Kinder möchten beide Eltern in ihrer Nähe haben. Dies ist aber nur dann zum Wohle des Kindes, wenn die Eltern konfliktfrei miteinander umgehen.

Zum Wohle des Kindes – Negative Folgen von Partnerschaftsstörungen vorbeugen

4

4.1 Vor der Trennung: Prävention von Partnerschaftsstörungen

Zu jeder Partnerschaft gehören Konflikte dazu. Sie sind wichtig für eine vitale Beziehung und das Funktionieren des familiären Alltags. Paarkonflikte sind nicht kategorisch problematisch für das kindliche Befinden, ausschlaggebend ist die Qualität der Konfliktaustragung. Sowohl im konstruktiven als auch im destruktiven Fall sind die Eltern wichtige Lernmodelle für Kinder, wobei die Forschung erwiesen hat, dass sich konstruktive Konfliktmuster sogar förderlich auf das kindliche Sozialverhalten auswirken (McCoy et al. 2009). Denn die Eltern nehmen eine Vorbildfunktion ein für das soziale Handeln der Kinder in der Schule, bei Freizeitaktivitäten mit Freunden und maßgeblich auch in ihren zukünftigen eigenen Partnerschaften. Kinder lernen durch das Erfahren einer positiven Streitkultur der Eltern, dass Konflikte produktiv angegangen und gemeinsam bewältigt werden können. Beispielsweise deuten mehrere Untersuchungen auf die Bedeutung der Konfliktlösung für die Kinder hin. In der Studie von Cummings et al. (1991) zeigten Kinder die stärksten negativen Reaktionen auf einen videobasierten Konflikt, der ungelöst endete im Vergleich zu Konflikten, die vollständig oder sogar nur teilweise gelöst wurden. Dies bedeutet, dass eine Problemlösung – und bereits jeder Teilschritt in diese Richtung – die negativen Folgen auf Kinder zu entschärfen vermag, und dies proportional zum Grad der Lösung. Eine andere Studie bestätigte, dass ein gelöster Konflikt weniger Traurigkeit bei Kindern auslöst verglichen mit einem ungelösten Streit. Interessanterweise profitierten die Kinder aber auch bereits, wenn sie nur *hörten*, dass der Konflikt gelöst wurde. Ebenfalls waren die Kinder (ab 5 Jahren) in

© Springer-Verlag Berlin Heidelberg 2015
M. Zemp & G. Bodenmann, *Partnerschaftsqualität und kindliche Entwicklung,*
essentials, DOI 10.1007/978-3-662-45186-1_4

der Lage, implizit aus der Situation zu erkennen, dass eine Lösung erfolgte, wenn das streitende Paar für 15 Sekunden den Raum verließ und anschließend in versöhnter Stimmung wieder auftauchte (Cummings et al. 1993). Verfügen die Eltern also über konstruktive Konfliktlösekompetenzen, nehmen Kinder die Paarkonflikte nicht als beängstigend wahr, da sie durch ihre Lernerfahrungen die Zuversicht und das Vertrauen entwickeln, dass ihre Eltern Uneinigkeiten befriedigend lösen können und die Familienexistenz dadurch nicht bedroht wird. Eine konstruktive Konfliktaustragung zeichnet sich durch die folgenden Charakteristiken aus.

Kennzeichen einer konstruktiven Konfliktkommunikation

- Der Konflikt sollte zu einem passenden Zeitpunkt diskutiert werden, wenn das Paar nicht gestresst und emotional bereits aufgewühlt ist. Beide sollen sich ausreichend Zeit nehmen und sich innerlich ganz auf das Gespräch einlassen.
- Beide Partner versuchen mitzuteilen, was das Thema für sie bedeutet. Die Äußerungen sind vor allem emotionaler Art, d. h. thematisieren Gefühle, Wünsche oder Bedürfnisse.
- Die Partner sprechen von sich, dem eigenen Erleben und der persönlichen Sichtweise (Ich-Botschaften).
- Das Gespräch bleibt im Hier und Jetzt, d. h. bezieht sich auf eine konkrete Situation oder ein spezifisches Verhalten (keine verallgemeinernde Kritik).
- Die Partner hören sich gegenseitig aktiv und aufmerksam zu und fragen bei Unklarheiten nach.
- Beide Partner gehen auf die Position des anderen ein und geben sich gegenseitig Raum. Sie versuchen den Standpunkt des anderen zu verstehen und seine Meinung wertzuschätzen.
- Beide bemühen sich um eine faire, für beide Parteien tragfähige und praktikable Lösung.
- Jeder zeigt die Bereitschaft, die Kompromisse einzugehen, welche für diese Lösung erforderlich sind.
- Nach dem Konflikt tragen beide Partner zur Versöhnung bei und sind anschließend darum bemüht, wieder positiv und freundlich mit dem Partner umzugehen. Laut der Formel des amerikanischen Paarforschers Gottman (1994) sollten nach einer negativen Interaktion fünf positive folgen (z. B. Kompliment, Interesse zeigen, kleines Geschenk etc.), um die Negativität zu kompensieren.

Die Konsequenzen von Paarkonflikten müssen ferner immer im Gesamtfamilien-
kontext betrachtet werden. Auseinandersetzungen der Eltern sind Teil des normalen
Familienalltags und geschehen nicht isoliert, sondern müssen gegen die positiven
Interaktionen abgewogen werden. Auf der Grundlage von Verhaltensbeobachtun-
gen postulierte Gottman (1994) die Balancetheorie der Ehe, wonach sich stabi-
le und zufriedene Paare durch die Fähigkeit auszeichnen, aversive Interaktionen
durch positive zu kompensieren, und dies in einem Verhältnis von ca. 5:1 (Positivität vs. Negativität). Untersuchungen an europäischen Stichproben bekräftigten den
Befund, dass für die Stabilität von Paarbeziehungen weniger die Quantität negativer dyadischer Interaktionen an sich problematisch ist, als vielmehr die regulati-
ve Fähigkeit des Paares zum balancierenden Ausgleich (Bodenmann et al. 2004).
Bereits die systematische Beobachtung der ersten 3 Minuten einer Paarinteraktion
konnte valide vorhersagen, welche Ehepaare sich innerhalb der folgenden 6 Jahre
mit hoher Wahrscheinlichkeit scheiden ließen. Paare mit einer späteren Scheidung
begannen eine Konfliktdiskussion mit signifikant mehr negativen und weniger
positiven Emotionsausdrücken (d. h., eine ungünstigere positiv-negativ Ratio) verglichen mit Paaren, welche über den Untersuchungszeitraum verheiratet blieben
(Carrère und Gottman 1999). Einer Studie zufolge können diese Erkenntnisse aus
der Paarforschung auf das kindliche Befinden in der Familie ausgeweitet werden.
375 Eltern wurden nach ihren negativen und positiven Interaktionen im Paaralltag
und nach dem Befinden ihres Kindes befragt. Das Verhalten von Kindern, deren
Eltern ihre Negativität durch positiven Umgang kompensieren konnten, wurde als
prosozialer eingestuft (Verhalten, das positive soziale Konsequenzen hat und zum
Wohlergehen einer anderen Person beiträgt). Hingegen zeigten Kinder aus Familien, in welchen die Negativität die Positivität übertraf, nach der Einschätzung der
Eltern signifikant mehr externalisierendes Problemverhalten. Die Befunde zeigten,
dass Eltern versuchen sollten, negative Interaktionen (z. B. eine Kritik, einen Vor-
wurf etc.) durch *mindestens* das doppelte Ausmaß an positiven Interaktionen (z. B.
ein Lachen, ein Kompliment etc.) zu kompensieren (Zemp et al. 2014c). Der Austausch von Positivität zwischen der Mutter und dem Vater setzt den Grundstein für
ein herzliches und förderliches Familienklima für Kinder, welche die Negativität
teilweise zu puffern vermag. Außerdem können speziell für Eltern die folgenden
Anregungen hilfreich sein.

Paarkonflikte im Beisein der Kinder

- **Kinder haben feinfühlige Antennen**:
Eltern sollen sich bewusst sein, dass Kinder ein hochsensibles Gespür für die Spannungen und Konflikte zwischen den Eltern haben, notabene auch für nonverbale Signale, und dass diese Sensibilität durch wiederholte Konflikte ansteigt.

- **Eltern sind Lernmodelle**:
Eltern sollten sich in ihrer Vorbildfunktion wahrnehmen. Kinder schauen in erster Linie von ihren Eltern ab, wie mit interpersonellen Schwierigkeiten umgegangen wird und imitieren das Verhalten im Umgang mit ihren Freunden und eigenen Partnern.

- **Die Konfliktqualität ist entscheidend**:
Es ist nicht entscheidend, *ob* Eltern streiten, sondern *wie* sie es tun. Dabei gibt es ein Kontinuum von hochgradig destruktiv (z. B. körperliche Aggressionen) bis konstruktiv (z. B. Signale der gegenseitigen Zuwendung und Kompromissbereitschaft). Destruktive Konflikte sind für Kinder in höchstem Grade bedrohlich und müssen im Beisein der Kinder grundsätzlich vermieden werden.

- **Kindbezogene Konflikte vermeiden**:
Paarkonflikte, welche inhaltlich die Kinder betreffen (z. B. Erziehung, Hausaufgaben etc.) bergen die Gefahr für Schuldgefühle seitens der Kinder. Diesbezügliche Diskussionen sollten außerhalb ihrer Sicht- und Hörweite stattfinden.

- **Positivität puffert Negativität**:
Konflikte gehören zum normalen Familienalltag dazu, aber Eltern sollten sich darum bemühen, sie durch mindestens das Doppelte an positiven Interaktionen zu kompensieren. Tauschen die Eltern insgesamt im Alltag viel Positivität aus, tragen sie insgesamt zu einem wohlwollenden, herzlichen Familienklima bei, welche die Negativität ein Stück abfedern kann.

- **Konflikte lösen**:
Es sollten alle Anstrengungen unternommen werden, Paarkonflikte zufriedenstellend zu lösen. Eine Vielzahl an Studien hat nachgewiesen, dass die Problemlösung – und bereits jeder Teilschritt in diese Richtung – die negativen Auswirkungen auf die Kinder zu entschärfen vermag.

- **Über Konflikte sprechen**:
  Kinder profitieren davon, wenn man mit ihnen über Konflikte spricht.
  Eltern sollen Kindern den Grund für einen Streit und die Art, wie er ge-
  löst wurde, altersadäquat erklären. Wenn keine Lösung erfolgte, wird die
  Zuversicht geäußert, dass das Problem bald gelöst wird.
- **Kinder raushalten**:
  Kinder dürfen nicht in die elterlichen Auseinandersetzungen miteinbezo-
  gen werden. Wenn das Kind vermittelt, tröstet oder eine Partei ergreift,
  bedeutet dies eine eindringliche Verzerrung der Aufgaben in der Familie,
  was jedes Kind in seinem Kindsein überfordert.
- **Bei Bedarf Hilfe beanspruchen**:
  Eltern sollen sich vergegenwärtigen, dass chronische und intensive Partnerschaftskonflikte ihre Erziehungsaufgaben und Zuwendung gegenüber
  dem Kind untergraben und stehen in der Pflicht, bei Bedarf professionelle Hilfe aufzusuchen.

Die Erkenntnisse der Paarforschung hat in den letzten Jahren übereinstimmend
hervorgebracht, dass die partnerschaftlichen Kommunikationskompetenzen der
Partner richtungsweisend sind, wie die Partnerschaft verläuft, wobei eine dysfunktionale Kommunikation in Konflikten als einer der vorrangigsten Prädiktoren für
eine Trennung gilt. Interessanterweise liegen bei den meisten Paaren zu Beginn
der Ehe noch keine Kompetenzdefizite vor. Studien belegen konform, dass dem
Alltagsstress an dieser Stelle eine entscheidende Rolle zukommt; die Kommunikation eines Paares droht unter Stress einzubrechen. In einer Untersuchung führte
experimentell induzierter Stress zu einer Verschlechterung der partnerschaftlichen
Kommunikationsqualität um 40 % (Bodenmann 2000). Im stresstheoretischen
Scheidungsmodell (Bodenmann 2002) wird davon ausgegangen, dass chronischer
Alltagsstress die Paarbeziehung gleich einem korrosiven Prozess aushöhlt und da-
mit längerfristig ursächlich ist für eine emotionale Distanzierung zwischen den
Partnern. Vier Mechanismen sind nach diesem Modell von Relevanz: Stress

1. reduziert die gemeinsame Zeit des Paares und untergräbt damit Gelegenheiten
   für persönlichen Austausch;
2. beeinträchtigt die dyadische Kommunikation;
3. verschärft das Risiko für (stressbedingte) körperliche und psychische Störungen;
4. demaskiert dysfunktionale Persönlichkeitszüge der Partner (z. B. Rigidität,
   Dominanz etc.).

Diese Prozesse bedingen einen sukzessiven Zerfall des partnerschaftlichen „Wir-Gefühls", welcher den Grundstein bietet für eine diffuse Unzufriedenheit der Partner.

Vor diesem Hintergrund wird deutlich, dass es in einer funktionierenden und glücklichen Partnerschaft Kommunikations- und Stressbewältigungskompetenzen bedarf, um das ursprüngliche Potential der frischen und verbindenden Liebe über die Zeit und die Widrigkeiten des Alltags hinweg lebendig zu erhalten. Ermutigend ist, dass diese Kompetenzen vermittel-, lern- und trainierbar sind. Auf der Basis dieses Wissens wurden eine Reihe erfolgreicher Präventionsprogramme entwickelt, welche gezielt die wichtigsten partnerschaftlichen Fähigkeiten fördern (Bodenmann und Kessler 2011). *Paarlife* ist ein in der Schweiz entwickeltes, wissenschaftlich fundiertes Angebot zur Partnerschaftspflege (Bodenmann 2000). Es wurde auf der Grundlage der Stress- und Copingforschung bei Paaren entwickelt und ist nachweislich wirksam in der Förderung der konstruktiven Kommunikation sowie der individuellen und partnerschaftlichen Stressbewältigung. Aufgrund des Fokus auf Stress eignet sich das Programm besonders für Paare in diversen Belastungssituationen, für Paare im Übergang zur Elternschaft und für Eltern von Kleinkindern, da sie aufgrund ihrer Lebenssituation hohem Stress ausgesetzt sind. *Paarlife* wird in der Regel als Wochenendkurs (15 h) durchgeführt. Im Zentrum steht das Einüben von konstruktiver Kommunikation und gegenseitiger Unterstützung mittels angeleiteten Übungen, welche von einem Trainer/einer Trainerin begleitet werden, um einen möglichst nachhaltigen Lerneffekt zu erzielen. Die Wirksamkeit von *Paarlife* wurde in mehreren Studien belegt (z. B. Bodenmann et al. 2006). Im Sinne der Ehevorbereitung werden im deutschsprachigen Raum das *EPL – Ein partnerschaftliches Lernprogramm* sowie für Paare mit beginnenden Problemen das *KEK – Konstruktive Ehe und Kommunikation* erfolgreich angeboten (Thurmaier et al. 1999). *EPL*-Trainings dauern meist ein Wochenende und auch hier steht das Trainieren von Kompetenzen (Kommunikation, Problemlösung) im Vordergrund. Das *EPL* wurde in mehreren Studien evaluiert (Hahlweg und Richter 2010).

In Anbetracht der vielversprechenden Wirksamkeitsnachweise dieser Angebote im Hinblick auf die Qualität und Stabilität von Partnerschaften können gerade präventive Ansätze als potentiell hoch effektiv bezeichnet werden, um die schädlichen Auswirkungen von destruktiven Paarkonflikten und Scheidungen auf die Partner und die Kinder zu verhindern. Bodenmann et al. (2008) konnten zeigen, dass eine Teilnahme an *Paarlife* die Prävalenz kindlicher Verhaltensauffälligkeiten zu halbieren vermochte. Die Effekte waren stabil über die Zeitdauer der Studie von einem Jahr.

Merksätze

1. Entscheidend ist nicht nur die Häufigkeit von Paarkonflikten, sondern vorrangig die Art und Qualität der Konfliktlösung. Von konstruktiven Konflikten können Kinder zugunsten ihrer eigenen Beziehungen profitieren.
2. Negativität in Partnerschaften muss in Relation zu Positivität betrachtet werden. Das Verhältnis zwischen diesen beiden Größen ist entscheidender als negative Interaktionen per se.
3. Die Stressbewältigungs- und Kommunikationskompetenzen der Partner sind wichtige Prädiktoren für den Langzeitverlauf der Partnerschaft. Erfolgreiche Präventionsprogramme vermitteln und fördern das Paar gezielt in diesen Bereichen.

4.2 Während der Trennung: Scheidungsmediation

Im Falle einer Scheidung ist es für das kindliche Wohlbefinden essentiell, die elterliche Kooperation während der Trennung und damit ein konstruktiver Scheidungsverlauf zu fördern. Ein Überblicksartikel hat die wichtigsten Bedingungen zusammengefasst, welche für einen konfliktfreien und kooperativen Trennungsprozess von Eltern förderlich sind. Dazu gehören ein möglichst kurzes und unkompliziertes Gerichtsverfahren, Zufriedenheit mit den Sorgerechtsregelungen und den finanziellen Absprachen sowie eine versöhnliche Beziehung ohne Schuldzuweisungen zwischen den Partnern (McBroom 2011). Die günstigste Grundlage für diese Faktoren ist eine faire Rechtsprechung im Rahmen einer einvernehmlichen Scheidung, bei der sich die Partner über die Folgen der Scheidung einigen. Dabei hat sich der Einbezug einer neutralen dritten Partei in Form einer Scheidungsmediation in Studien als wirksam erwiesen, Konflikte während der Trennung zu schlichten und mit beiden Partnern faire Absprachen hinsichtlich Sorgerechts-/Kontaktregelung und finanzielle Maßnahmen zu vereinbaren (Thompson 1998). Die Mediation gehört zu den alternativen Streiterledigungsformen (*Alternative Dispute Resolution ADR*) gegenüber den staatlichen Gerichtsverfahren, welche die Freiwilligkeit der beiden Parteien voraussetzt. Während der Konflikt im ordentlichen Rechtsstreit an eine dritte Instanz delegiert wird („objektive" Entscheidung), strebt die Scheidungsmediation eine Konfliktlösestruktur an, in welcher die Partner die Entscheidungen eigenverantwortlich aushandeln und maßgeschneiderte, lebensnahe Lösungen suchen. Der Mediator verfügt dabei über keine Entscheidungsbefugnis und nimmt eine allparteiliche Haltung hinter den Konfliktparteien ein (Duss-von Werdt et al. 1995). Diverse Studien, vorwiegend aus dem englischsprachigen Raum, haben die Wirksamkeit von Scheidungsmediationen untersucht und berichten eine höhere

Zufriedenheit der Beteiligten mit dem Mediationsverfahren im Vergleich mit dem klassischen Gerichtsprozess. Außerdem kommt es zwischen den Partnern in durchschnittlich der Hälfte der Zeit sowie mit geringerem Kostenaufwand zu einer Einigung und die getroffenen Vereinbarungen werden eher eingehalten (Emery et al. 2005). Scheidungsmediationen können demgemäß dazu beitragen, dass nacheheliche Konflikte konsensual bewältigt werden und eine verbesserte Beziehung zwischen den Ex-Partnern möglich ist.

4.3 Nach der Trennung: Scheidungsverarbeitung

Angesichts der Bedeutung, welche das Befinden und das Verhalten der Eltern nach der Scheidung für die kindliche Anpassung haben, richten sich einige Hilfsangebote an geschiedene Eltern, um deren Kooperation und Erziehungskompetenz zu stärken. Fachkundige Angebote dieser Art haben sich im amerikanischen Raum in den letzten 20 Jahren erfolgreich verbreitet, wobei ein aktuelles Review auf den Mangel an kontrollierten Wirksamkeitsstudien hinweist (Sigal et al. 2011). Gemäß den Autoren sind Programme vielversprechend, welche a) edukative Elemente beinhalten (betreffend die Bedeutung einer positiven Erziehung und den Auswirkungen von Paarkonflikten auf das kindliche Befinden), b) die Motivation der Eltern zu einer kooperierenden Haltung stärken und c) konstruktive Erziehungs- und Kommunikationsstrategien aktiv fördern (z. B. im Rahmen von Rollenspielen, Übungen, Videofeedback etc.). Im deutschsprachigen Raum wird der Gruppenkurs *Kinder im Blick* für Eltern in Trennung und Scheidung angeboten (Walper und Krey 2011). In sechs Gruppensitzungen werden den Eltern die Bedürfnisse und Perspektiven ihrer Kinder im Zuge der familiären Reorganisation veranschaulicht. Der Kurs fokussiert auf die Ausübung einer kindzentrierten Elternschaft sowie auf das Bewältigen der Konfliktsituation zwischen den Eltern. Erste Wirksamkeitsnachweise bestätigen, dass wesentliche Ziele des Programms erreicht werden können, dazu gehören signifikante Verbesserungen in der kindlichen Trennungsbewältigung und im Wohlbefinden der Eltern sowie die Verminderung von familiären Konflikten (Krey 2010).

Auch für Kinder, die von einer Scheidung ihrer Eltern betroffen sind, können professionelle Hilfen als indiziert angesehen werden, wenngleich nicht alle Scheidungskinder gefährdet sind. Im amerikanischen und zunehmend auch im deutschen Sprachraum haben sich derartige Programme gut etabliert. Das übergeordnete Ziel dieser Interventionen ist es, den Kindern in der sich verändernden familiären Situation stabilen Rückhalt zu bieten. Sie werden überwiegend im Gruppensetting angeboten, damit Kinder sich mit anderen betroffenen Kindern austauschen können. Zu den inhaltlichen Schwerpunkten gehören die Vermittlung von Bewältigungsstrategien, der Umgang mit und Ausdruck von schwierigen Gefühlen (wie Scham, Loyalitätskonflikte, Schuldgefühle etc.), die Reduktion von Ängsten und Depressionen sowie die Verbesserung der Qualität von sozialen Beziehungen insbesondere zu den Eltern (Michel et al. 2002). Ein Überblicksartikel hat Evaluationsstudien zu verschiedenen Interventionsprogrammen für Scheidungskinder ausgewertet (Stathakos und Roehrle 2003). Die meta-analytische Bewertung ergab eine mittlere Effektgröße (d = 0,43), wobei signifikante Verbesserungen bei der Einstellung zur Scheidung und eine Minderung der Angstsymptomatik sowie der Schulprobleme verzeichnet wurden, jedoch nicht in Hinblick auf die depressive Verstimmung. Die Autoren fassten zudem zusammen, dass jene Programme die besten Resultate erzielten, welche nicht mehr als 10 Sitzungen umfassten, innerhalb der ersten zwei Jahren nach der Scheidung durchgeführt wurden und bei Kindern im Altersbereich von 9 bis 12 Jahren angewendet wurden. Die Wirksamkeitsstudien wurden weitgehend in den USA durchgeführt. Bislang sind bestehende Programme des deutschen Raums in ihrer Wirksamkeit noch wenig überprüft (eine Ausnahme bilden z. B. Dahmani et al. 2001; Schmidt-Denter et al. 1994).

Merksätze

1. Im Rahmen von Scheidungsmediationen werden die Vereinbarungen unter Einbezug einer neutralen dritten Partei alternativ zu den ordentlichen Gerichten ausgehandelt. Studien zeigen, dass dies substantiell zu einem konfliktfreieren Trennungsprozess beiträgt.
2. Angebote von Fachleuten gerichtet an Eltern und Kinder können der Familie helfen, die Scheidung zu verarbeiten und sich zum Wohle aller neu zu organisieren.
3. Wichtiger ist jedoch die Prävention von Partnerschaftsstörungen. Im deutschsprachigen Raum existieren Präventionsprogramme zur Förderung von Kommunikations- und Stressbewältigungskompetenzen bei Paaren, welche in ihrer Wirksamkeit gut evaluiert sind.

Zusammenfassung und Schlusswort 5

Das Miterleben von destruktiven Konflikten zwischen den Eltern zählt zu den drei belastendsten Stressfaktoren im Alltag eines Kindes; streitende Eltern werden zum Ursprung von Bedrohung und Verängstigung für das Kind anstatt einer Quelle von Sicherheit und Trost. Als destruktiv werden Paarkonflikte bezeichnet, wenn sie chronisch, hoch intensiv, hostil und ungelöst verlaufen. Es ist wissenschaftlich untermauert, dass Konflikte dieser Art zu den stärksten familiären Risikofaktoren für emotionale und Verhaltensprobleme bei Kindern und Jugendlichen gehören. Destruktive Elternkonflikte sind insofern von besonderer Bedeutung für die Kindesentwicklung als

1. Kinder die Paarkonflikte, inklusive nonverbale Botschaften, hoch empfindlich wahrnehmen;
2. die Auswirkungen erwiesenermaßen unabhängig sind von Störungen in der Eltern-Kind-Beziehung oder dem elterlichen Befinden;
3. Paarkonflikte sich beim Übergang zur Elternschaft schätzungsweise um den Faktor 9 multiplizieren;
4. Konflikte im Beisein von Kindern häufig besonders dysfunktional verlaufen;
5. Kinder sich nicht an wiederholte Konflikte gewöhnen;
6. kein Alter oder Geschlecht prinzipiell gegen die negativen Folgen resistent ist.

Destruktive Paarkonflikte können sich direkt und indirekt auf das kindliche Befinden auswirken. *Direkte Effekte* beziehen sich auf den Befund, dass das Miterleben von Konflikten für Kinder emotional und physiologisch hochgradig aufwühlend ist. In dem Maße, wie sich Kinder um das Wohlergehen ihrer Eltern und deren

© Springer-Verlag Berlin Heidelberg 2015
M. Zemp & G. Bodenmann, *Partnerschaftsqualität und kindliche Entwicklung,*
essentials, DOI 10.1007/978-3-662-45186-1_5

künftige Verfügbarkeit sorgen, bedrohen Paarkonflikte die emotionale Sicherheit, ein elementares Grundbedürfnis von Kindern in der Familie. *Indirekte Effekte* können erklären, warum Kinder auch dann ein erhöhtes Risiko für Anpassungsprobleme entwickeln, wenn sie bei den Konflikten nicht direkt physisch anwesend sind. Denn Paarkonflikte prädisponieren zu ungünstigen oder inkonsistenten Erziehungsstrategien und drohen die elterliche Sensitivität zu unterminieren. Partnerschaftsprobleme können die Ressourcen der Eltern an Zuwendung, Zeit und Feinfühligkeit erschöpfen, welche erforderlich sind für eine sensible Wahrnehmung und Interpretation der kindlichen Bedürfnisse. Durch die emotionale Absorption der Eltern aufgrund ihrer eigenen Schwierigkeiten werden ihre elterlichen Fähigkeiten untergraben, auf die Bindungsbedürfnisse der Kinder warmherzig einzugehen.

Auf der anderen Seite gibt es jedoch auch Konfliktstile, welche längerfristig förderlich sind für die Entwicklung der Kinder. Konstruktive Konflikte charakterisieren sich dadurch, dass beide Partner dem Standpunkt des anderen Raum geben und sie sich um eine tragfähige, für beide Parteien befriedigende Lösung bemühen. Die Erfahrung, dass Konflikte produktiv ausgehandelt werden können und die dafür notwendigen Kompetenzen werden von Kindern internalisiert, was sich nachweislich positiv auf ihr eigenes Verhalten in Freundschaften und in ihrer künftigen Partnerschaft auswirkt. Zudem müssen die Auswirkungen von Paarkonflikten stets im Gesamtkontext des Familienklimas, d. h. in Relation zu positiven Paarinteraktionen, betrachtet werden. Obgleich die empirische Befundlage die Rolle der destruktiven Paarkonflikten als essentiell untermauert hat, zeigt die neuere Forschung, dass der Austausch von Positivität zwischen den Eltern die schädlichen Folgen von Paarkonflikten auf Kinder dämpfen kann.

Wenn die Waage aber in die andere Richtung aus der Balance gerät, die Negativität in der Beziehung der Eltern beständig gegenüber der Positivität überhandnimmt, kann eine Auflösung der Ehe zum Vorteil der Familie sein. Empirisch solide belegt ist jedoch, dass eine Scheidung nur dann zugunsten der Kinder ist, wenn sie a) einem chronisch negativen Familienklima ein Ende setzt und b) die Eltern auch nach dem Scheidungsvollzug noch möglichst ausgeglichen um die Eltern-Kind-Beziehung bemüht sind. In allen anderen Fällen gehört eine Scheidung, neben destruktiven Paarkonflikten, zu den bedeutendsten familiären Risikofaktoren für kindliche Störungen. Durch die Trennung der Eltern geht für die Kinder eine Welt zu Bruch, was eine tiefe emotionale Verunsicherung auslösen kann, welche in der Regel bis rund 2 Jahre nach der Scheidung anhält. Langzeitfolgen von Scheidungen sind jedoch ebenfalls gut untersucht und betreffen elementare Persönlichkeitsmerkmale, Einstellungen zu Partnerschaft und Ehe sowie das Beziehungs- und Kommunikationsverhalten, was häufig das eigene Scheidungsrisiko erhöht.

Nach aktuellem Stand der Forschung ist dabei weniger die Scheidung als Ereignis *per se* störungsrelevant, als vielmehr das Konfliktniveau des Paares vor, während und nach der Scheidung. Mehrere Studien bestätigen, dass Kinder aus „intakten", jedoch hoch konfliktreichen Familien durchschnittlich nachhaltigere Probleme aufweisen verglichen mit Kindern aus Scheidungsfamilien. Eine Trennung der Eltern, obwohl dies eine schmerzvolle Lebenserfahrung für die Kinder bedeutet, scheint gegenüber einem von chronischen und ungelösten Konflikten geprägten Familienalltag dennoch oftmals das geringere Übel zu sein. Allerdings weist die jüngere Paarforschung auf ein neues Phänomen hin: Zunehmend lassen sich Paare scheiden, welche eine durchschnittliche bis hohe Partnerschaftszufriedenheit und ein verhältnismäßig geringes Konfliktniveau berichten. Dies ist insofern besonders problematisch für Kinder, weil sie das Ereignis weniger antizipieren und mithin massiven Kontrollverlust erfahren. Erste Untersuchungen zu diesem Sachverhalt belegen, dass dieser Scheidungstyp speziell einschneidend ist für Kinder, weil sie den Zerfall der Familie schwer kognitiv nachvollziehen und emotional einordnen können.

Für die klinische Praxis mit Familien, Paaren und Kindern sind die vorliegenden empirischen Erkenntnisse hoch relevant. Obschon nicht alle Scheidungsbetroffenen als gefährdet gelten, können fachmännische Angebote während einer Scheidung (Scheidungsmediation, paartherapeutische Trennungsbegleitung) oder danach (Elternkurse wie z. B. *Kinder im Blick* oder Scheidungsgruppen für Kinder) als indiziert und nach aktuellem Wissensstand als wirksam angesehen werden. Eine professionelle Begleitung dieser Lebenserfahrung kann die Familie bei der sorgfältigen Verarbeitung unterstützen. Wichtiger ist jedoch die Prävention von Partnerschaftsstörungen. Wenn destruktives Streiten der Eltern zu den wichtigsten Prädiktoren für kindliche Fehlanpassungen gehört, so muss die Wichtigkeit einer konstruktiven Konfliktaustragung im Beisein der Kinder noch mehr betont und die erforderlichen Konfliktlösekompetenzen in der Arbeit mit Paaren/Eltern stärker gefördert werden. Dazu existieren zahlreiche gut etablierte Präventionsprogramme für Paare. Mit *Paarlife* oder *EPL* stehen beispielsweise wissenschaftlich fundierte und bewährte Angebote für Paare und werdende Eltern zur Verfügung, welche ihnen helfen können, ihre Beziehung zu pflegen und in Konflikten angemessen zu kommunizieren. Dies zum Wohle der Partner, aber auch zum Wohle des Kindes und seiner künftigen eigenen Partnerschaft.

Was Sie aus diesem Essential mitnehmen können

- Destruktive Paarkonflikte und Scheidungen gehören zu den bedeutungsvollsten familiären Risikofaktoren für psychische Störungen bei Kindern und Jugendlichen.
- Auf der anderen Seite können sich konstruktive Konflikte nachweislich sogar positiv auf die kindliche Entwicklung auswirken, wobei die hierfür notwendigen Kompetenzen in präventiven Angeboten erlernt und trainiert werden können.
- Weniger die Scheidung als kritisches Ereignis, als eher destruktive Paarkonflikte vor, während und nach der Trennung scheinen für die negativen Folgen für Kinder verantwortlich zu sein.
- Scheidungen können zum Vorteil der Kinder sein, wenn einer beständigen Negativität in der Familie ein Ende gesetzt wird und die Eltern nach der Scheidung einen konstruktiven und kooperativen Umgang miteinander pflegen. Dennoch bleiben sie ein einschneidendes und schmerzvolles Ereignis für Kinder.
- Eltern stehen in der Pflicht, ihre Partnerschaft um ihrer selbst und des Kindeswohls willen sorgfältig zu pflegen oder bei einer Scheidung das Geschehen möglichst zugunsten der Kinder zu gestalten. Fachkundige Hilfsangebote für Eltern und Kinder können die Familie unterstützen, sich unter neuen Vorzeichen zum Wohle aller zu reorganisieren.

© Springer-Verlag Berlin Heidelberg 2015
M. Zemp & G. Bodenmann, *Partnerschaftsqualität und kindliche Entwicklung,*
essentials, DOI 10.1007/978-3-662-45186-1

Literatur

Ahrons, C. (1994). *The "good divorce": Keeping your family together when your marriage comes apart*. New York: HarperCollins.

Amato, P. R., & Gilbreth, J. G. (1999). Nonresident fathers and children's well-being: A meta-analysis. *Journal of Marriage and Family, 61*(3), 557–573.

Amato, P. R., & Hohmann-Marriott, B. (2007). A comparison of high- and low-distress marriages that end in divorce. *Journal of Marriage and Family, 69*(3), 621–638. doi:10.1111/j.1741-3737.2007.00396.x.

Amato, P. R., & Keith, B. (1991a). Parental divorce and adult well-being: A meta-analysis. *Journal of Marriage and the Family, 53*(1), 43. doi:10.2307/353132.

Amato, P. R., & Keith, B. (1991b). Parental divorce and the well-being of children: A meta-analysis. *Psychological Bulletin, 110*(1), 26–46. doi:10.1037/0033-2909.110.1.26.

Amato, P. R., Kane, J. B., & James, S. (2011). Reconsidering the "good divorce". *Family Relations, 60*(5), 511–524. doi:10.1111/j.1741-3729.2011.00666.x.

Bascoe, S. M., Davies, P. T., Sturge-Apple, M. L., & Cummings, E. M. (2009). Children's representations of family relationships, peer information processing, and school adjustment. *Developmental Psychology, 45*(6), 1740–1751. doi:10.1037/a0016688.

Bauserman, R. (2012). A meta-analysis of parental satisfaction, adjustment, and conflict in joint custody and sole custody following divorce. *Journal of Divorce & Remarriage, 53*(6), 464–488. doi:10.1080/10502556.2012.682901.

Bodenmann, G. (2000). *Stress und Coping bei Paaren*. Göttingen: Hogrefe.

Bodenmann, G. (2002). *Beziehungskrisen: erkennen, verstehen und bewältigen*. Bern: Huber.

Bodenmann, G. (2013). *Lehrbuch Klinische Paar- und Familienpsychologie*. Bern: Huber.

Bodenmann, G., & Kessler, M. (2011). Präventionsprogramme für Paare – Methoden und Wirksamkeit. *Familiendynamik, 36*(4), 346–355.

Bodenmann, G., Meyer, J., Binz, G., & Brunner, L. (2004). Eine deutschsprachige Replikation der Paartypologie von Gottman [A replication of Gottman's couple typology in a representative Swiss sample]. *Zeitschrift für Familienforschung, 16*, 178–193.

Bodenmann, G., Pihet, S., & Kayser, K. (2006). The relationship between dyadic coping and marital quality: A 2-year longitudinal study. *Journal of Family Psychology, 20*(3), 485–493.

© Springer-Verlag Berlin Heidelberg 2015
M. Zemp & G. Bodenmann, *Partnerschaftsqualität und kindliche Entwicklung,* essentials, DOI 10.1007/978-3-662-45186-1

Bodenmann, G., Cina, A., Ledermann, T., & Sanders, M. R. (2008). The efficacy of the triple P-positive parenting program in improving parenting and child behavior: A comparison with two other treatment conditions. *Behaviour Research and Therapy, 46*(4), 411–427. doi:10.1016/j.brat.2008.01.001.

Bryner, C. L. (2001). Children of divorce. *The Journal of the American Board of Family Practice, 14*(3), 201–210.

Buchanan, C. M., & Heiges, K. L. (2001). When conflict continues after the marriage ends. Effects of postdivorce conflict on children. In J. H. Grych & F. D. Fincham (Eds.), *Interparental conflict and child development: Theory, research, and application* (S. 337–362). New York: Cambridge University Press.

Carrère, S., & Gottman, J. M. (1999). Predicting divorce among newlyweds from the first three minutes of a marital conflict discussion. *Family Process, 38*(3), 293–301. doi:10.1111/j.1545-5300.1999.00293.x.

Cummings, E. M., & Davies, P. T. (2010). *Marital conflict and children. An emotional security perspective.* New York: The Guilford Press.

Cummings, E. M., Zahn-Waxler, C., & Radke-Yarrow, M. (1981). Young children's responses to expressions of anger and affection by others in the family. *Child Development, 52,* 1274–1282.

Cummings, E. M., Ballard, M., El-Sheikh, M., & Lake, M. (1991). Resolution on children's responses to interadult anger. *Developmental Psychology, 27,* 462–470. doi:10.1037/0012-1649.27.3.462.

Cummings, E. M., Simpson, K. S., & Wilson, A. (1993). Children's responses to interadult anger as a function of information about resolution. *Developmental Psychology, 29,* 978–985. doi:10.1037/0012-1649.29.6.978.

Cummings, E. M., Goeke-Morey, M. C., & Papp, L. M. (2004). Everyday marital conflict and child aggression. *Journal of Abnormal Child Psychology, 32*(2), 191–202. doi:10.1023/B:JACP.0000019770.13216.be.

Cummings, E. M., George, M. R., McCoy, K. P., & Davies, P. T. (2012). Interparental conflict in kindergarten and adolescent adjustment: Prospective investigation of emotional security as an explanatory mechanism. *Child Development, 83*(5), 1703–1715. doi:10.1111/j.1467-8624.2012.01807.x.

Dahmani, S., Michel, A., & Röhrle, B. (2001). Evaluation eines Gruppeninterventionsprogramms für Scheidungskinder. *Zeitschrift für Gesundheitspsychologie, 9*(4), 180–185. doi:10.1026//0943-8149.9.4.180.

Davies, P. T., & Lindsay, L. L. (2001). Does gender moderate the effects of marital conflict on children? In J. H. Grych & F. D. Fincham (Eds.), *Interparental conflict and child development: Theory, research, and applications* (S. 64–97). New York: Cambridge University Press.

Davies, P. T., Myers, R. L., Cummings, E. M., & Heindel, S. (1999). Adult conflict history and children's subsequent responses to conflict: An experimental test. *Journal of Family Psychology, 13*(4), 610–628. doi:10.1037/0893-3200.13.4.610.

Davies, P. T., Woitach, M. J., Winter, M. A., & Cummings, E. M. (2008). Children's insecure representations of the interparental relationship and their school adjustment: The mediating role of attention difficulties. *Child Development, 79*(5), 1570–1582. doi:10.1111/j.1467-8624.2008.01206.x.

Dreman, S. (2000). The influence of divorce on children. *Journal of Divorce & Remarriage, 32*(3/4), 41–71. doi:10.1300/J087v32n03_03.

Dunn, J., Davies, L. C., O'Connor, T. G., & Sturgess, W. (2001). Family lives and friendships: The perspectives of children in step-, single-parent, and nonstep families. *Journal of Family Psychology, 15*(2), 272–287. doi:10.1037/0893-3200.15.2.272.

Duss-von Werdt, J., Mähler, G., & Mähler, H.-G. (1995). *Mediation: Die andere Scheidung. Ein interdisziplinärer Überblick.* Stuttgart: Klett-Cotta.

El-Sheikh, M., & Cummings, E. M. (1995). Children's responses to angry adult behavior as a function of experimentally manipulated exposure to resolved and unresolved conflict. *Social Development, 4,* 75–91. doi:10.1111/1467-9507.ep11635789.

Emery, R. E., & O'Leary, K. D. (1984). Marital discord and child behavior problems in a nonclinic sample. *Journal of Abnormal Child Psychology, 12*(3), 411–420.

Emery, R. E., Sbarra, D., & Grover, T. (2005). Divorce mediation: Research and reflections. *Family Court Review, 43*(1), 22–37. doi:10.1111/j.1744-1617.2005.00005.x.

Esser, H. (2002). Ehekrisen: Das (Re-)Framing der Ehe und der Anstieg der Scheidungsraten. *Zeitschrift Für Soziologie, 31,* 472–496.

Fincham, F. D., & Osborne, L. N. (1993). Marital conflict and children: Retrospect and prospect. *Clinical Psychology Review, 13*(1), 75–88. doi:10.1016/0272-7358(93)90009-B.

Fosco, G. M., & Grych, J. H. (2007). Emotional expression in the family as a context for children's appraisals of interparental conflict. *Journal of Family Psychology, 21*(2), 248–258. doi:10.1037/0893-3200.21.2.248.

Goeke-Morey, M. C., Papp, L. M., & Cummings, E. M. (2013). Changes in marital conflict and youths' responses across childhood and adolescence: A test of sensitization. *Development and Psychopathology, 25*(Special Issue 1), 241–251. doi:10.1017/S 0954579412000995.

Gottman, J. M. (1994). *What predicts divorce? The relationship between marital processes and marital outcomes.* Hillsdale: Lawrence Erlbaum Associates.

Gottman, J. M., & Notarius, C. I. (2002). Marital research in the 20th century and a research agenda for the 21st century. *Family Process, 41*(2), 159–197.

Hahlweg, K., & Richter, D. (2010). Prevention of marital instability and distress. Results of an 11-year longitudinal follow-up study. *Behaviour Research and Therapy, 48*(5), 377–383. doi:10.1016/j.brat.2009.12.010.

Hanington, L., Heron, J., Stein, A., & Ramchandani, P. (2012). Parental depression and child outcomes – Is marital conflict the missing link? *Child: Care, Health and Development, 38*(4), 520–529. doi:10.1111/j.1365-2214.2011.01270.x.

Hanson, T. L. (1999). Does parental conflict explain why divorce is negatively associated with child welfare? *Social Forces, 77*(4), 1283–1316. doi:10.2307/3005877.

Holt-Lunstad, J., Smith, T. B., & Layton, J. B. (2010). Social relationships and mortality risk: A meta-analytic review. *PLoS Medicine, 7*(7). doi:10.1371/journal.pmed.1000316.

Jekielek, S. M. (1998). Parental conflict, marital disruption and children's emotional well-being. *Social Forces, 76*(3), 905–936. doi:10.2307/3005698.

Jenkins, J. M., & Buccioni, J. M. (2000). Children's understanding of marital conflict and the marital relationship. *Journal of Child Psychology and Psychiatry, 41*(2), 161–168. doi:10.1111/1469-7610.00557.

Jenkins, J. M., Smith, M. A., & Graham, P. J. (1989). Coping with parental quarrels. *Journal of the American Academy of Child and Adolescent Psychiatry, 28*(2), 182–189. doi:10.1097/00004583-198903000-00006.

Katz, L. F., & Gottman, J. M. (1993). Patterns of marital conflict predict children's internalizing and externalizing behaviors. *Developmental Psychology, 29*(6), 940–950.

Kelly, J. B. (2000). Children's adjustment in conflicted marriage and divorce: A decade review of research. *Journal of the American Academy of Child and Adolescent Psychiatry, 39*(8), 963–973.

Kitzmann, K. M. (2000). Effects of marital conflict on subsequent triadic family interactions and parenting. *Developmental Psychology, 36*(1), 3–13. doi:10.1037/0012-1649.36.1.3.

Krey, M. (2010). *Der Elternkurs „Kinder im Blick" als Bewältigungshilfe für Familien in Trennung – eine Evaluationsstudie.* Berlin: Dr. Köster.

Krishnakumar, A., & Buehler, C. (2000). Interparental conflict and parenting behaviors: A meta-analytic review. *Family Relations, 49*(1), 25–45.

Leon, K. (2003). Risk and protective factors in young children's adjustment to parental divorce: A review of the research. *Family Relations, 52*(3), 258.

Lewis, C. E., Siegel, J. M., & Lewis, M. A. (1984). Feeling bad: Exploring sources of distress among pre-adolescent children. *American Journal of Public Health, 74*(2), 117–122.

Maes, S. D., De Mol, J., & Buysse, A. (2012). Children's experiences and meaning construction on parental divorce: A focus group study. *Childhood, 19*(2), 266–279. doi:10.1177/0907568211421220.

McBroom, L. A. (2011). Understanding postdivorce coparenting families: Integrative literature review. *Journal of the American Academy of Nurse Practitioners, 23*(7), 382–388. doi:10.1111/j.1745-7599.2011.00622.x.

McCoy, K. P., Cummings, E. M., & Davies, P. T. (2009). Constructive and destructive marital conflict, emotional security and children's prosocial behavior. *Journal of Child Psychology and Psychiatry, 50*(3), 270–279. doi:10.1111/j.1469-7610.2008.01945.x.

McLanahan, S., Tach, L., & Schneider, D. (2013). The causal effects of father absence. *Annual Review of Sociology, 399,* 399–427. doi:10.1146/annurev-soc-071312-145704.

Michel, A., Dahmani, S., & Röhrle, B. (2002). Scheidung und Scheidungsbewältigung bei Kindern. In B. Röhrle (Ed.), *Prävention und Gesundheitsförderung* (S. 131–150). Tübingen: dgvt-Verlag.

Müller, U., & Schröttle, M. (2004). Lebenssituation, Sicherheit und Gesundheit von Frauen in Deutschland. Eine repräsentative Untersuchung zu Gewalt gegen Frauen in Deutschland. *IFF Info, Zeitschrift des Interdisziplinären Zentrums für Frauen- und Geschlechterforschung, 21*(28). http://pub.uni-bielefeld.de/publication/1873245. Accessed 11. Sept. 2014.

O'Brien, M., & Chin, C. (1998). The relationship between children's reported exposure to interparental conflict and memory biases in the recogniton of aggressive and constructive conflict words. *Personality and Social Psychology Bulletin, 24*(6), 647–656. doi:10.1177/0146167298246008.

Papp, L. M., Cummings, E. M., & Goeke-Morey, M. C. (2002). Marital conflicts in the home when children are present versus absent. *Developmental Psychology, 38*(5), 774–783. doi:10.1037//0012-1649.38.5.774.

Papp, L. M., Cummings, E. M., & Goeke-Morey, M. C. (2009). For richer, for poorer: Money as a topic of marital conflict in the home. *Family Relations, 58*(1), 91–103. doi:10.1111/j.1741-3729.2008.00537.x.

Pelham, W. E., Lang, A. R., Atkeson, B., Murphy, D. A., Gnagy, E. M., Greiner, A. R., Vodde-Hamilton, M., & Greenslade, K. E. (1997). Effects of deviant child behavior on parental distress and alcohol consumption in laboratory interactions. *Journal of Abnormal Child Psychology, 25*(5), 413–424. doi:10.1023/A:1025789108958.

Potter, D. (2010). Psychosocial well-being and the relationship between divorce and children's academic achievement. *Journal of Marriage and Family, 72*(4), 933–946. doi:10.1111/j.1741-3737.2010.00740.x.

Purcell, D. W., & Kaslow, N. J. (1994). Marital discord in intact families: Sex differences in child adjustment. *American Journal of Family Therapy, 22*(4), 356–369.

Rhoades, K. A. (2008). Children's responses to interparental conflict: A meta-analysis of their associations with child adjustment. *Child Development, 79*(6), 1942–1956. doi:10.1111/j.1467-8624.2008.01235.x.

Schermerhorn, A. C., Cummings, E. M., DeCarlo, C. A., & Davies, P. T. (2007). Children's influence in the marital relationship. *Journal of Family Psychology, 21*(2), 259–269. doi:10.1037/0893-3200.21.2.259.

Schmidt-Denter, U., & Beelmann, W. (1997). Kindliche Symptombelastungen in der Zeit nach einer ehelichen Trennung: Eine differentielle und längsschnittliche Betrachtung [Children's problems following parental separation: A differential and longitudinal approach.]. *Zeitschrift für Entwicklungspsychologie und Pädagogische Psychologie, 29*(1), 26–42.

Schmidt-Denter, U., Schmitz, H., & Schulte, S. (1994). Unsere Eltern trennen sich. Evaluation einer Gruppenintervention für Kinder aus Trennungsfamilien. In Bundeskonferenz für Erziehungsberatung (Hrsg.), *Jahrbuch für Erziehungsberatung* (S. 163–184). Weinheim: Juventa.

Sigal, A., Sandler, I., Wolchik, S., & Braver, S. (2011). Do parent education programs promote healthy postdivorce parenting? Critical distinctions and a review of the evidence. *Family Court Review, 49*(1), 120–139. doi:10.1111/j.1744-1617.2010.01357.x.

Stathakos, P., & Roehrle, B. (2003). The effectiveness of intervention programmes for children of divorce – A meta-analysis. *International Journal of Mental Health Promotion, 5*(1), 31–37. doi:10.1080/14623730.2003.9721894.

Thompson, P. (1998). Adolescents from families of divorce: Vulnerability to physiological and psychological disturbances. *Journal of Psychosocial Nursing and Mental Health Services, 36*(3), 34–39.

Thurmaier, F., Engl, J., & Hahlweg, K. (1999). Eheglück auf Dauer? Methodik, Inhalte und Effektivität eines präventiven Paarkommunikationstrainings – Ergebnisse nach fünf Jahren [Marital happiness forever? Methods, content, and efficacy of a premarital prevention program – 5 year results]. *Zeitschrift für Klinische Psychologie und Psychotherapie, 28*(1), 54–62. doi:10.1026//0084-5345.28.1.54.

Wallerstein, J. S., & Blakeslee, S. (1989). *Second chances: Men, women and children a decade after divorce.* New York: Ticknor & Fields.

Walper, S., & Krey, M. (2011). Elternkurse zur Förderung der Trennungsbewältigung und Prävention von Hochkonflikthaftigkeit. Das Beispiel „Kinder im Blick". In S. Walper, J. Fichtner, & K. Normann (Hrsg.), *Hochkonflikthafte Trennungsfamilien. Forschungsergebnisse, Praxiserfahrungen und Hilfen für Scheidungseltern und ihre Kinder* (S. 189–212). Weinheim: Juventa.

Walper, S., & Schwarz, B. (2002). *Was wird aus den Kindern? Chancen und Risiken für die Entwicklung von Kindern aus Trennungs- und Stieffamilien.* Weinheim: Juventa.

Whitton, S. W., Waldinger, R. J., Schulz, M. S., Allen, J. P., Crowell, J. A., & Hauser, S. T. (2008). Prospective associations from family-of-origin interactions to adult marital interactions and relationship adjustment. *Journal of Family Psychology, 22*(2), 274–286. doi:10.1037/0893-3200.22.2.274.

Wymbs, B. T., & Pelham, W. E. (2010). Child effects on communication between parents of youth with and without Attention-Deficit/Hyperactivity Disorder. *Journal of Abnormal Psychology, 119*(2), 366–375. doi:10.1037/A0019034.

Zemp, M., Bodenmann, G., & Beach, S. R. H. (2014a). Interparental conflict impairs children's short-termed attention performance. *Family Science, 5*(1), 43–51. doi:10.1080/19 424620.2014.933742.

Zemp, M., Bodenmann, G., & Cummings, E. M. (2014b). The role of skin conductance level reactivity in the impact of children's exposure to interparental conflict on their attention performance. *Journal of Experimental Child Psychology, 118,* 1–12. doi:10.1016/j. jecp.2013.09.007.

Zemp, M., Merrilees, C. E., & Bodenmann, G. (2014c). How much positivity between parents is needed to buffer the impact of parental negativity on child adjustment? *Family Relations, 63,* 602–615. doi:10.1111/fare.12091.